白求恩公益基金会 肝胆专家委员会 医学出版专家委员会 组织编写

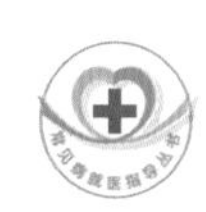

读懂胆囊发出的求助信号——胆囊疾病就医指导

主　编

汤朝晖

副主编

邱应和　范建高　阙日升

人民卫生出版社

·北　京·

图书在版编目(CIP)数据

读懂胆囊发出的求助信号：胆囊疾病就医指导 / 汤朝晖主编. — 北京：人民卫生出版社，2021.10
(常见病就医指导丛书)
ISBN 978-7-117-32245-4

Ⅰ. ①读… Ⅱ. ①汤… Ⅲ. ①胆囊 – 胆道疾病 – 防治 Ⅳ. ① R575.6

中国版本图书馆 CIP 数据核字(2021)第 205886 号

人卫智网	**www.ipmph.com**	**医学教育、学术、考试、健康，购书智慧智能综合服务平台**
人卫官网	**www.pmph.com**	**人卫官方资讯发布平台**

常见病就医指导丛书
读懂胆囊发出的求助信号——胆囊疾病就医指导
Changjianbing Jiuyi Zhidao Congshu
Dudong Dannang Fachu de Qiuzhu Xinhao——Dannang Jibing Jiuyi Zhidao

主　　编：汤朝晖
出版发行：人民卫生出版社（中继线 010-59780011）
地　　址：北京市朝阳区潘家园南里 19 号
邮　　编：100021
E - mail：pmph @ pmph.com
购书热线：010-59787592　010-59787584　010-65264830
印　　刷：北京顶佳世纪印刷有限公司
经　　销：新华书店
开　　本：787 × 1092　1/32　　**印张：**3.5
字　　数：62 千字
版　　次：2021 年 10 月第 1 版
印　　次：2021 年 11 月第 1 次印刷
标准书号：ISBN 978-7-117-32245-4
定　　价：26.00 元
打击盗版举报电话：010-59787491　E-mail：WQ @ pmph.com
质量问题联系电话：010-59787234　E-mail：zhiliang @ pmph.com

编　者

边大鹏（北京大学第一医院）

陈昆仑（郑州大学第一附属医院）

程张军（东南大学附属中大医院）

邓侠兴（上海交通大学医学院附属瑞金医院）

范建高（上海交通大学医学院附属新华医院）

耿智敏（西安交通大学第一附属医院）

黄　萍（上海交通大学医学院附属新华医院）

李秉璐（中国医学科学院北京协和医院）

李敬东（川北医学院附属医院）

李　澍（北京大学人民医院）

刘　寒（复旦大学附属中山医院）

陆　旭（郑州大学第一附属医院）

毛先海（湖南省人民医院）

彭慈军（遵义医学院附属医院）

邱应和（中国人民解放军海军军医大学东方肝胆外科医院）

阙日升（浙江大学医学院附属第一医院）

宋天强（天津医科大学肿瘤医院）

谭　广（大连医科大学附属第一医院）

汤朝晖（上海交通大学医学院附属新华医院）

田孝东（北京大学第一医院）

王　恺（南昌大学第二附属医院）

卫肖艳（郑州大学第一附属医院）
吴　昕（中国医学科学院北京协和医院）
徐新建（新疆医科大学第一附属医院）
严　强（湖州市中心医院）
殷保兵（复旦大学附属华山医院）
张　楷（江苏大学附属宜兴医院）
张　坤（镇江瑞康医院）
翟文龙（郑州大学第一附属医院）
周　闯（郑州大学第一附属医院）
左　石（贵州医科大学附属医院）
刘　彤（中国健康教育中心）
汪保灿（上海交通大学医学院附属新华医院）
段文斌（湖南省人民医院）

秘　书

杨发才（川北医学院附属医院）
童焕军（上海交通大学医学院附属新华医院）
于小鹏（上海交通大学医学院附属新华医院）
王占英（白求恩公益基金会）

丛书编委会

序言一

为实施健康中国战略，响应“健康中国行动”号召，加强医院健康教育与健康促进工作，构建和谐医患关系，针对慢性病防治与管理，由国家卫生健康委员会相关司局、中国健康教育中心指导，白求恩公益基金会医学出版专家委员会承办，会同北京中西医慢病防治促进会、中国健康促进医院专家指导委员会等，就常见病、多发病的诊治与康复，组织医学专家编写《常见病就医指导丛书》(以下简称《丛书》)，由人民卫生出版社出版。

《丛书》以常见病、多发病为主要选题，一病一册，介绍该病诊治与康复的知识及方法，让患者“对照症状早就医，明明白白去看病，诊断明确聊治疗，高高兴兴保康复”，引导患者科学就医，提高疗效。

《丛书》秉承权威性、科学性、实用性、指导性、通俗性的编写原则，图文并茂，让患者能够看得懂、学得会、用得上、离不开。其主要特点：一是作者队伍权威，由临床一线专家担任各分册的主编和编者；二是利用数字化手段，将传统纸质图书与新媒体相结合，融入音视频元素，通过“白求恩健康频道”新媒体平台，让读者既能读书，又能听书看视频，延伸学习；三是组成医学专家巡讲团，深入基层医院和社区，对公众进行面对面的宣教活动。

传播科学的防病知识，科学就医，精准医疗，加强医患沟通，该套《丛书》是一项医学科普的系统工程，具有现实指导意义。

中国工程院院士

邱贵兴

2020 年 10 月

序言二

我国胆囊疾病的发病率高，但公众尚缺乏对胆囊健康的关注，部分患者在出现严重并发症时方才求医问药，使胆囊疾病成为威胁国民健康的常见疾病。由于公众对胆囊正常功能及疾病发生、发展规律认识不足，导致许多患者在就诊过程中存在不知该做哪些检查、疾病的严重程度如何判断、需要怎样治疗等问题。

《“健康中国 2030”规划纲要》中指出，健康是促进人的全面发展的必然要求，是经济社会发展的基础条件。为了解决胆囊疾病患者在就诊过程中存在的疑惑，贯彻落实“共建共享、全民健康”的健康中国战略主题，白求恩公益基金会肝胆专家委员会组织我国肝胆疾病中青年专家撰写了《读懂胆囊发出的求助信号——胆囊疾病就医指导》一书。该书讲述了人民群众关心的胆囊疾病（包括胆囊结石、胆囊息肉、急性胆囊炎、慢性胆囊炎、胆囊腺肌瘤、黄色肉芽肿性胆囊炎、胆源性胰腺炎、Mirizzi 综合征、胆囊癌等）科普知识，对患者在就诊中可能存在的疑惑进行了详细的解答，同时还为公众介绍了正常胆囊在机体中发挥的重要作用，哪些是胆囊疾病的高危人群，如何预防与早期发现胆囊疾病。正如习近平总书记所讲，“健全健康教育制度，强化重点人群和重大疾病综合防控，从源头上预防和控制重大疾病，实现从以治病为中心转向以健康为中心”，该书为胆囊疾病的一级预防和二级预防打下了良好的基础。

“传承精华，守正创新”，中医中药是健康中国建设的一大亮点，治未病是中医中药的优势和特色所在，该书其中一部分专门讲述了中医中药在胆囊疾病中发挥的作用，引导公众正确看待与利用中医中药。

衷心祝愿该科普读物能够帮助患者了解胆囊疾病的医学科普知识，理清就医流程，提升公众及广大基层医务人员对胆囊疾病发生、发展规律的认识，帮助公众培养良好的工作和生活习惯，引起公众对开展胆囊疾病科学治疗和随访的重视，为推进健康中国建设贡献力量。

中华医学会外科学分会胆道外科学组组长
中国医师协会外科医师分会胆道外科医师委员会主任委员
全志伟
2021年10月

前言

随着现代社会的发展，人们的生活水平得到了提升，对健康的要求也逐渐提高，但对医学科普知识的了解还不够，在疾病已经出现早期征象时无法及时发现，也无法在遇到疾病时及时选择正确科室进行就诊。为此，作为医生我们亟须对公众普及医学科普知识，提高大众的医学知识水平。

在我国，胆囊疾病是常见病、多发病，主要包括胆囊结石、胆囊息肉、慢性胆囊炎、急性胆囊炎、胆囊癌、黄色肉芽肿性胆囊炎、胆源性胰腺炎、Mirizzi 综合征等。没有及时发现胆囊疾病或发现后不能正确就诊，可能会继发胆囊坏死穿孔、胆汁性腹膜炎、脓毒血症等，威胁患者生命。

本书主要以胆囊疾病的就诊流程为主线，逐步介绍就诊过程中可能出现的问题。第一部分“‘胆’在哪里有何用”，简单介绍了胆囊的位置、大小、功能等；第二部分“对照症状早就医”，描述了胆囊疾病的常见症状，当你出现这些症状时需要去医院做胆囊疾病相关检查；第三部分“明明白白去看病”，针对就医时的几个常见问题，做出了明确的回答；第四部分“诊断检查怎么做”，为患者指出检查项目的注意事项、检查的意义，特别指出儿童和孕妇需要谨慎选择射线类的检查项目；第五部分“分清疾病来治疗”，细分 9 种常见的胆囊疾病，分别介绍其病因、诊断标准、治疗方法等；第六部分“没‘胆’了会有哪些影响”，为读者解答胆囊切除术后可能出现的消化不良等症状以及处理方法；第七、八、九部分则介绍了手术术式的选择、手术住院注意事项以及不提倡进行保胆取石的理由；第十部分介绍了中医对治疗胆囊疾病的作用；第十一、十二部分讲述如何在日常生活中预防胆囊疾病。

我们希望读者通过阅读本书，能够对胆囊疾病有正确的认识、采取正确的措施预防该疾病的发生，并配合医护人员诊断和治疗该疾病，从而降低胆囊疾病对患者健康的威胁。

白求恩公益基金会肝胆专家委员会主任委员
中国医师协会外科医师分会胆道外科医师
委员会副主任委员
汤朝晖
2021 年 10 月

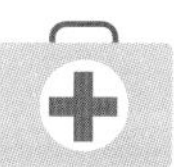

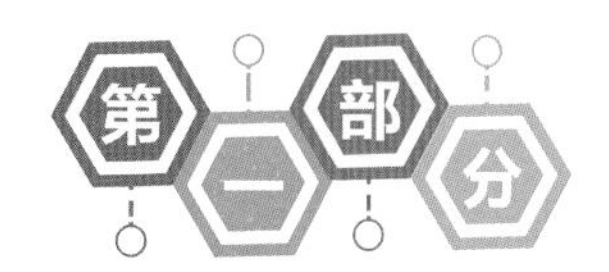

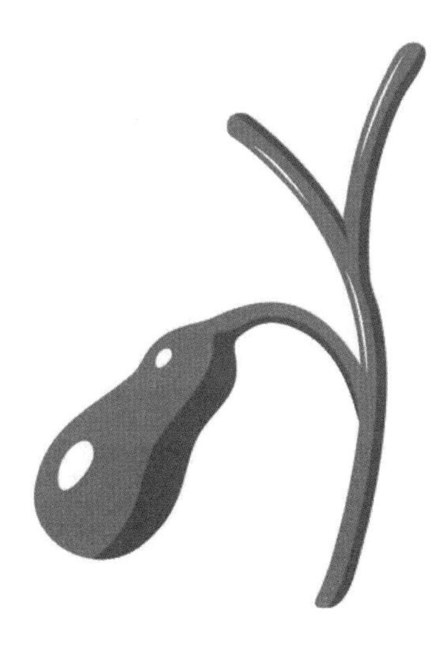

“胆”在哪里有何用

有人说胆与胆量有关，胆囊切除后，胆量就变小了，这是完全没有科学依据的。那么“胆”究竟有多大？在哪里？又有哪些功能呢？

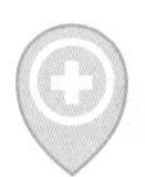

“胆”的位置和大小

胆囊位于右上腹，紧贴着肝脏下面。它的个头不大，但大小却在一天中不断变化，吃东西前它是满满胀胀的，进食后随着胆汁被排空，体积就变小了，最大的时候可以达到7～9厘米长、3～5厘米宽。

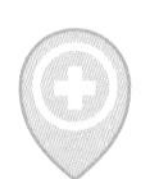

“胆”的功能和作用

虽然胆囊储存着胆汁，但它却不是最开始生产胆汁的地方。胆汁最初由肝脏的肝细胞分泌，然后进入胆囊进行浓缩加工。在胆囊里胆汁中的有效成分胆盐、胆汁酸等被保留下来，而大部分水和电解质被送还给血液。胆囊每天还会分泌20毫升左右的黏液，用来保护胆囊的黏膜；同时，胆囊还能暂时储存加工好的胆汁，一旦有食物经过胃肠道，它就能在很短的时间里排空自己的胆汁库存，这些胆汁通过胆总管流入了肠道，来帮助消化食物中的脂质成分。

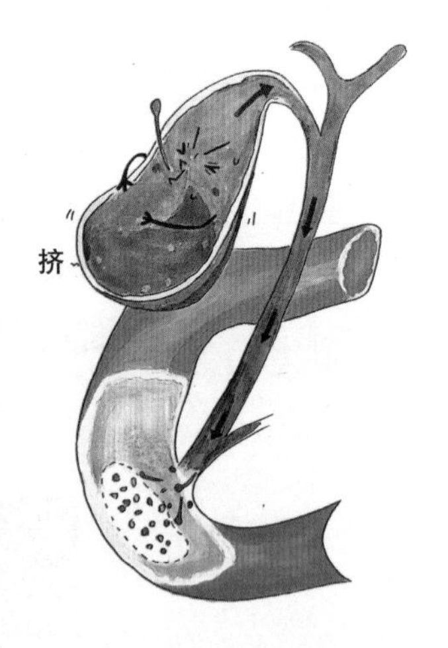

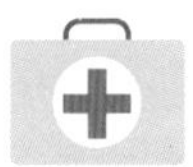

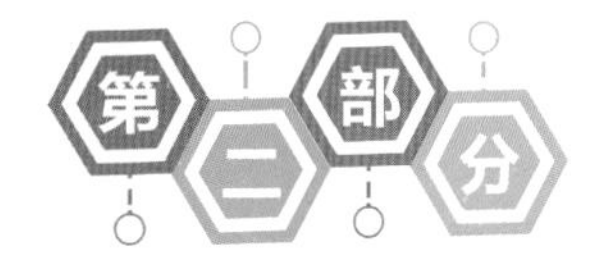

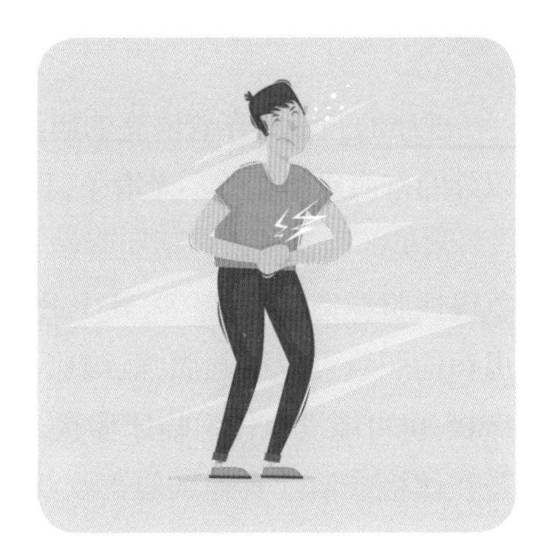

对照症状早就医

对于胆囊疾病大多数患者均无明显症状，一般是在体检中偶然发现的。如果您经常出现上腹部不适，特别是进食油腻食物后症状加重，则需要警惕可能是胆囊出了问题。建议您第一时间前往专科医院寻求诊断和治疗，那么胆囊疾病究竟会出现哪些症状呢？

您的胆囊健康吗

健康的胆囊储存着清亮的胆汁，当胆囊里发现了除胆汁以外的东西或胆囊壁不光滑了，我们就认为胆囊生病了。

常见的胆囊疾病包括胆囊结石、胆囊息肉、胆囊腺肌瘤、急慢性胆囊炎、胆囊癌等，其中最常见的是胆囊结石。这些患病的胆囊可以引起腹痛、腹胀、消化不良、上腹部不适等症状，也可能没有任何临床症状，大多数无症状性胆囊疾病是在体检或治疗其他胸腹部疾病时被偶然发现的。此外，胆囊分隔、胆囊缺如等先天性疾病相对少见，一般不会表现出明显的临床症状。

高危人群请注意

引起胆囊疾病的原因有很多，一部分是由遗传因素引起的，另一部分则是与生活习惯、后天环境等密切相关。对于后者引起的胆囊疾病，可以通过采取预防措施来尽量避免疾病的发生。

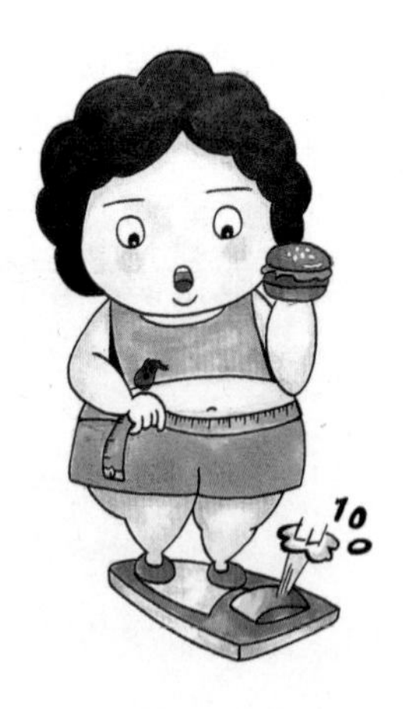

良性胆囊疾病高危因素　年龄大(≥ 50 岁)、女性、有家族史、妊娠

次数多、处于妊娠状态、高脂肪饮食、肥胖(BMI > 30)、糖尿病、长期禁食或肠外营养、肝硬化、溶血性贫血等。

恶性胆囊疾病高危因素　胆囊结石直径≥3厘米、瓷化胆囊、胆囊息肉直径≥1厘米、胆胰管汇合异常、原发性硬化性胆管炎、胆囊癌家族史、先天性胆管囊肿、胆囊慢性感染、肥胖(BMI > 30)、糖尿病、致癌物暴露等。

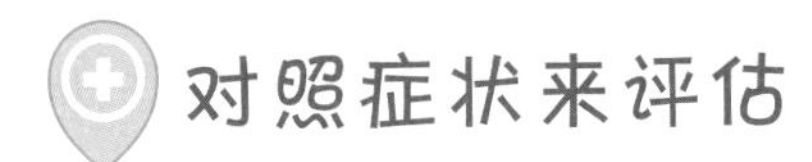

对照症状来评估

在胆囊疾病中,胆囊炎、胆囊结石较为常见,其次是胆囊息肉、胆囊腺肌瘤等。大多数胆囊结石并不伴有临床症状,多是在体检中被发现的。当结石嵌顿在胆囊管导致梗阻及炎症时,可表现出明显的临床症状。胆囊癌在早期可以没有任何不适的症状,或者仅表现为合并的胆囊结石症状,只有当肿瘤进展才会出现明显的临床表现。

1. 腹痛　右上腹隐痛或不适是胆囊疾病的主要症状,甚至表现为右肩部或后背部放射痛,进食油腻食物后加重,使用解痉药可以缓解症状。其中胆绞痛是胆囊结石的典型表现,但只有少数人会出现。此外,在胆囊息肉、胆囊炎等疾病中也会出现类似症状。

2. 消化不良样表现　大多数的胆囊结石、胆囊息肉、胆囊炎等仅有轻度的类似消化不良样的症状，随着病情的加重或缓解症状可发生相应变化。主要表现为恶心、呕吐、腹胀、食欲不振、厌油腻、腹部饱满、腹泻等症状，可伴有反酸、嗳气、恶心，通常会被误认为“胃病”。

3. 全身不适　急性胆囊炎、胆源性胰腺炎病情加剧的时候可出现乏力、不适、寒战、高热等全身炎症反应，此时往往提示病情较重。

4. 皮肤、巩膜变黄　当胆囊结石或肿瘤压迫、堵塞胆总管，导致胆汁排出受阻，胆红素就会进入血液导致皮肤、巩膜变黄。另外，少数患者胆囊炎急性发作时也可出现皮肤、巩膜变黄，尿液颜色加深。

5. 胆囊癌　多是由胆囊结石引起，最初可无任何特异性症状，也可以仅有腹痛、消化不良样表现等。晚期患者可能会伴有腹胀、不同程度的体重减轻、食欲差、贫血、肝大，甚至出现黄疸、腹水。

6. 其他特殊表现　黄色肉芽肿性胆囊炎或胆囊结石伴胆囊炎等疾病，当炎症影响胆囊周围组织（包括胃、十二指肠、横结肠、胆管等），可能会形成粘连、内瘘、肠梗阻、消化道出血等表现。

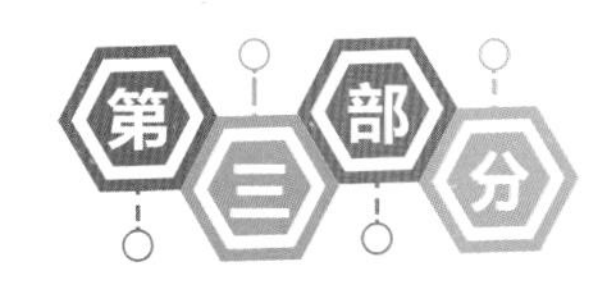

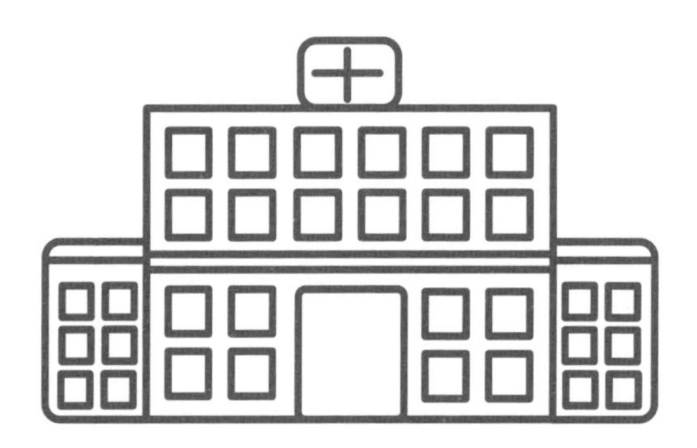

明明白白去看病

怀疑自己患有胆囊疾病，不要紧张与惶恐，应及时就医进行确诊。如果您是首次就医，了解就医环节和内容可以帮助您轻松就医，做到明明白白去看病，清清楚楚来治疗。

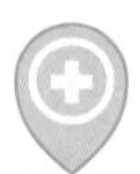

首次就医看哪个科

胆囊疾病首次就医需要到普外科或消化内科就诊，如果医院细分有肝胆外科，则需要到肝胆外科就诊。

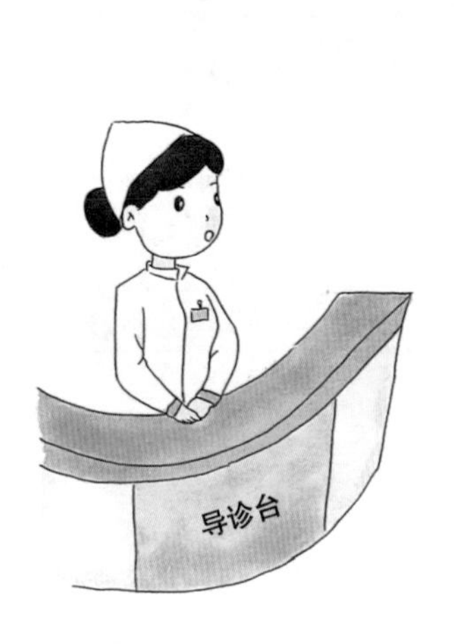

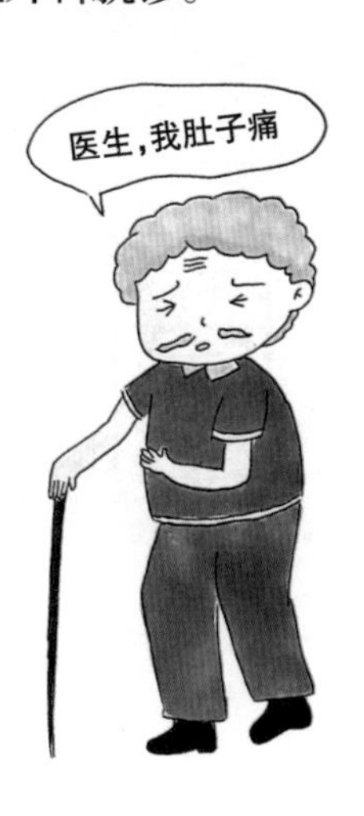

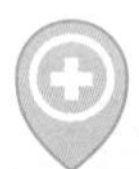

首次就医准备什么

首次就医最好空腹，医生有可能会让您空腹验血、做腹部 B 超，如果近期有就医或体检经历的需要携带检查报告，如 B 超（彩超）、X 线片、电子计算机断层扫描（computed tomography，CT）、磁共振成像（magnetic resonance imaging，

MRI）和胃镜等相关的检查材料、结果和病历资料。此外还需要准备好医保卡或身份证，以及病历本。

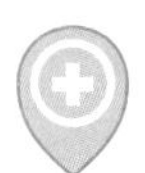

首次就诊要多久

根据病情的复杂程度医生的问诊时间有所不同，一般为 5 ～ 10 分钟，但是除了问诊还可能涉及一些辅助检查，比如抽血化验、腹部彩超、MRI 等。因此，就诊时间至少预留 1 天。

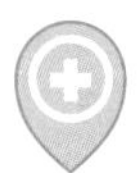

首诊医生问什么

提前了解医生问诊的内容可以帮助大家解除就医困惑，清晰的问答可以帮助医生快速准确判断患者的具体情况。针对胆囊疾病可能涉及的方面，医生可能会问及以下内容。

1. 有哪里不舒服或本次就诊时最主要的原因？

2. 发病或发现症状有多长时间了？是否到过医院就诊，做过哪些检查，检查结果是什么？治疗情况如何？患病以来身体状况如何？

（1）起病情况（缓急）与患病的时间。

（2）主要症状的特点，症状所在的部位、放射区域、性质、发作频率、持续时间、强度、加重或缓解的因素等。

（3）发作原因与诱因。

（4）病情的发展与演变。

（5）伴随症状。

（6）诊断、治疗经过（药物的具体名称、剂量、疗效等）。

（7）患病以来的一般情况，包括精神状态、食欲、体重变化、睡眠及大小便等情况。

3. 还会问及手术史、吸烟史、饮酒史、家族有无胆囊癌病史等。

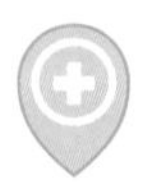

复诊应当何时来

胆囊疾病的复诊及治疗周期与所患疾病的种类有关，因此需要根据患病的具体情况采取个体化的随访策略。对于慢性胆囊炎、胆囊结石、胆固醇性息肉等良性疾病，如无明显症状和治疗指征，则建议间隔 6 ～ 12 个月定期随访观察；对于具有癌变高危特征暂时不愿或无法及时进行治疗的患者，则需要间隔 3 ～ 6 个月定期随访观察，根据随访情况调整复查周期；对于术后患者，如胆囊恶性疾病术后患者应间隔 1 ～ 2 个月进行门诊随访，良性疾病患者建议术后 2 周内进行门诊随访。

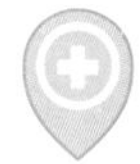

复诊医生问什么

复诊时医生问诊的内容相对简单，根据复诊的具体情况医生可能会保留或调整原来的治疗方案以及安排下次的复诊时间。

胆囊疾病的复诊内容

- 随访期间病情的变化和治疗反应。
- 原有症状的变化。
- 医嘱执行情况。
- 患病以来的精神和心理状况。
- 饮食和生活习惯有无改变。
- 对于正在进行放化疗治疗的胆囊恶性肿瘤患者，则会问及具体的治疗方案、周期、疗效等情况。

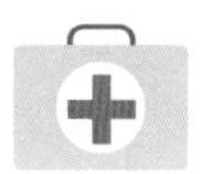

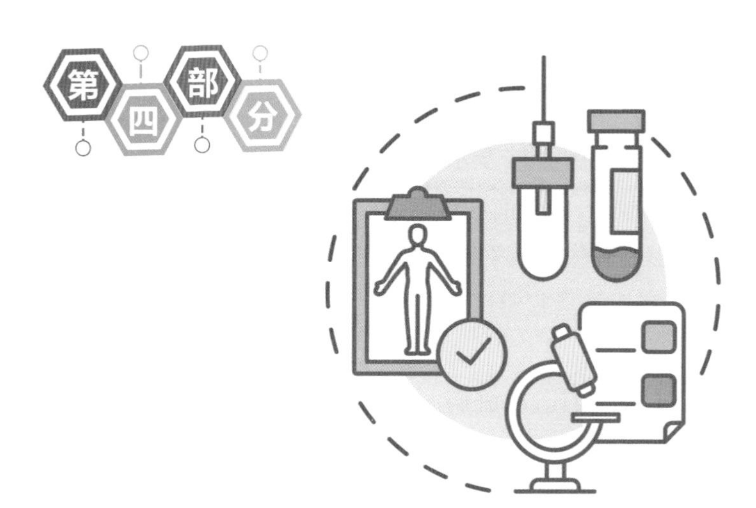

诊断检查怎么做

为了确诊胆囊疾病，医生往往会根据病情开具相应的检查项目。那么就诊前我们需要注意什么呢？种类繁多的检查项目总会让患者感觉迷惑，它又具有哪些诊断价值呢？为什么同样是胆囊问题，医生只给他（她）开了两项检查，而我的检查项目有那么多呢？

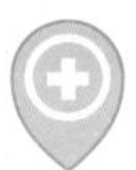

饮食限制要记牢

胆囊疾病会涉及肝功能、血常规、血脂、彩超、CT 或 MRI 等检查，检查前进食则会对检查结果产生一定的影响，从而影响医生对疾病的诊断。因此，检查前一晚需要清淡饮食，晚上 8 点起避免进食和做剧烈运动，检查当天早晨则需要空腹。

对于高血压、心脏病、高脂血症等需要长期服药的慢性病患者，一般可以按常规服药，请用少量水送服；对于糖尿病患者请随身携带降血糖药物及糖果，空腹项目结束后，吃早餐并按常规服药。

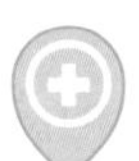

辅助检查明诊断

种类繁多的检查项目总会让患者分不清楚，下面梳理了胆囊疾病会涉及的检查项目，帮助患者了解其诊断价值。

胆囊疾病相关的检验项目

检验项目	意义
血常规、C 反应蛋白、降钙素原	反映胆囊炎症的严重程度
肝功能	判断是否并发急性胆管炎或胆道梗阻

续表

检验项目	意义
血脂和血糖	了解胆囊结石的原因、制订治疗方案
血清淀粉酶、尿淀粉酶	判断是否并发急性胰腺炎
癌胚抗原和 CA19-9	辅助区分胆囊病变的良恶性质

胆囊疾病相关的影像检查

检查项目	意义
胆道 X 线片	对胆道系统的诊断价值有限,仅显示含钙量较高的结石
B 超	对胆囊结石诊断的准确率高达 98% 目前是胆囊疾病的首选检查方法 简便易行,费用低,安全无损伤,可重复检查
胆道造影	间接胆道造影:口服胆囊造影和静脉胆道造影,目前很少采用 直接胆道造影:术中胆道造影、术后经 T 管胆道造影、经皮肝穿刺胆道造影(percutaneous transhepatic cholangiography,PTC)和经内镜逆行胰胆管造影(endoscopic retrograde cholangiopancreatography,ERCP),其结果比间接造影清楚很多。主要是了解胆道结石和梗阻情况

续表

检查项目	意义
CT	直观显示各器官形态、组织结构及相互位置关系 结合造影增强技术,能判断胆囊病变的良恶性
MRI 及磁共振胆管成像(magnetic resonance chol-angiopancrea-tography,MRCP)	有利于显示胆囊炎症、息肉、肿瘤病灶 显示胆道恶性肿瘤对邻近肝实质的侵犯和转移 MRCP 可以得到胆道和胰管高强度信号的图像,是无创诊断胆管疾病的首选方法
正电子发射计算机断层显像 - 电子计算机断层扫描成像(positron emission computed tomog-raphy-comput-ed tomography,PET-CT)	可对胆囊癌有无远处转移进行评估

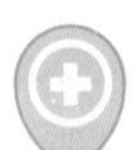

体格检查很重要

在就诊过程中,医生会对您进行全面的体格检查,排除和胆囊疾病表现相似的疾病,避免漏诊和误诊,有助于选择

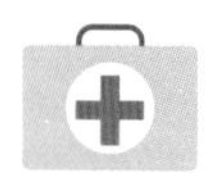

合适的治疗方法。常见的检查是腹部触诊，特别是胆囊的触诊。检查过程中需要根据医生的口令改变体位或进行深吸气、呼气，如果检查过程中出现疼痛或不适请及时告知医生，不要过分紧张。

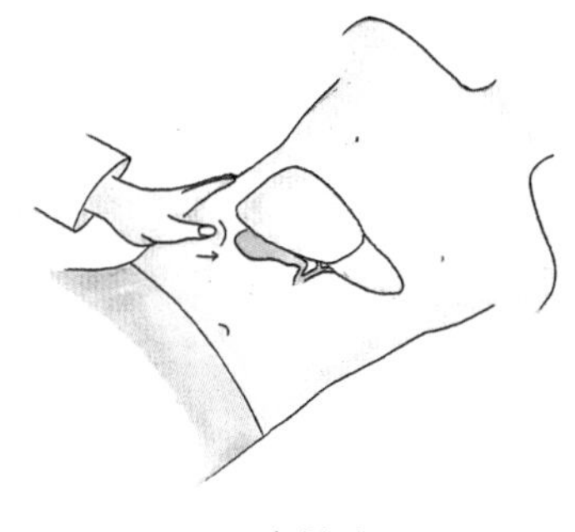
胆囊触诊

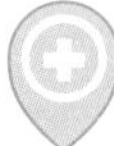

孕期检查要小心

孕妇接受过量放射线，可引起胎儿小头畸形、造血系统障碍和神经系统缺陷等，因此孕妇尽可能不接触 X 线、CT 等有放射性的影像学检查，尤其是在怀孕的前 3 个月（孕早期）。孕 28 周后，除非有危及孕妇或胎儿性命的情况，否则也尽量不要接触放射性检查。

B 超是诊断妊娠期胆囊疾病的首选方法。
不建议在孕 18 周前进行 MRI 检查。

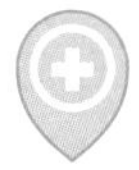

儿童检查应注意

儿童正处于生长发育的高峰期，甲状腺、胸腺、性腺、骨髓、淋巴等细胞分裂活跃，对放射线尤为敏感。因此，当必须进行放射性检查（X 线片、CT、ERCP 等）时，应尽量减少接受的辐射剂量，限制照射范围，缩短照射时间，对非诊断部位进行防护，重点保护对射线敏感的部位。

B 超是诊断儿童胆囊疾病的首选方法。

由于 MRI 检查扫描时间比较长（10 ～ 30 分钟）、噪音较大，因此对于不能主动配合检查的儿童则需要使用药物进行镇静。

检查项目须分清

由于胆囊和胃、十二指肠的解剖位置紧邻，部分胆囊疾病可表现出与胆胃肠道病相似的临床症状，如上腹痛、腹胀和消化不良等，很难区分是哪种疾病引起的。因此，当胆囊疾病的症状不典型时，医生往往会要求您做胃镜检查排除胃肠疾病，以免耽误疾病的诊治。

胆囊疾病的发生、发展常和高脂血症、糖尿病、肥胖、脂肪肝、肝硬化等基础疾病密切相关。因此当发现胆囊疾病时，有必要同时检测血糖、胰岛素、血脂、肝功能和肿瘤标志物，这些检查有助于明确病因或鉴别诊断，有助于医生为您制订更科学的诊疗方案。

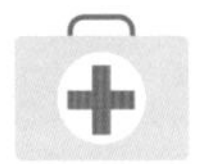

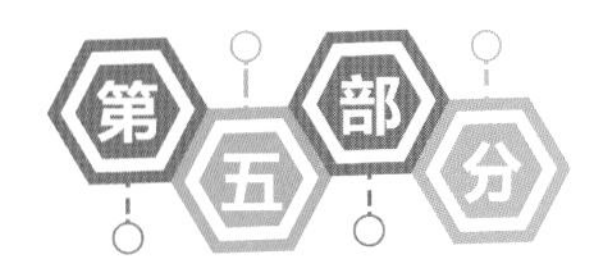

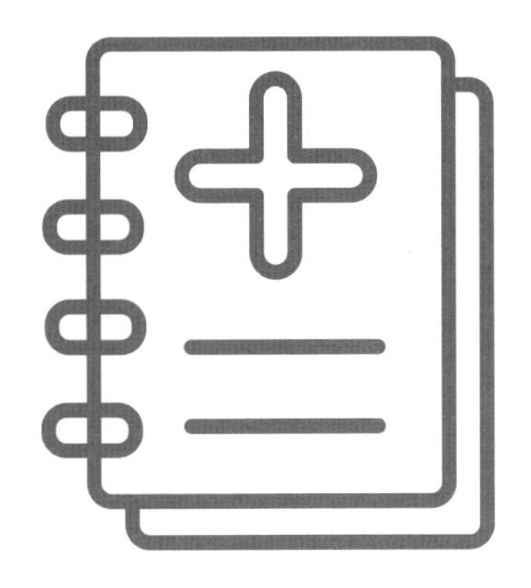

分清疾病来治疗

胆囊疾病起病隐匿，在日常生活中常常不易引起人们的重视，可是一旦出现严重问题往往会对人的身心健康造成巨大影响。胆囊疾病可包括胆囊结石、胆囊炎、胆囊息肉、胆囊癌等，那么各种各样的胆囊疾病究竟会对人体有哪些影响？又需要怎么治疗？疾病的预后怎么样？本部分内容将为大家答疑解惑，希望您对相应疾病的治疗和转归有所了解。

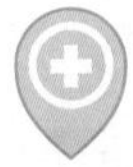

胆囊结石

什么是胆囊结石

任何造成胆固醇与胆汁酸浓度比例改变和胆汁淤积的因素都能在胆囊内导致结石形成。根据结石成分可以分为胆固醇结石、胆色素结石或混合型结石,根据有无症状可以分为有症状胆囊结石和无症状胆囊结石。

哪些原因导致胆囊长出了“石头”

胆囊结石的成因十分复杂,涉及胆汁成分和理化性质的改变、胆囊功能的异常、饮食结构的特点以及胆道感染等。

大多数结石的形成与下列因素有关:胆囊炎症、胆汁排出受阻、胆汁中含有过多胆固醇、胆汁中含有过多胆色素等。

哪些人属于高危人群

50 岁以上的女性是胆囊结石发病的高危人群;家族中有直系亲属发现胆囊结石,这类人群往往也好发胆囊结

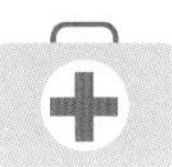

石。此外，妊娠、高脂肪饮食、肥胖、糖尿病、长期禁食或肠外营养、肝硬化以及溶血性贫血的人群也是该病的好发人群。

胆囊结石的诊断标准是什么

胆囊结石的诊断标准	
诊断依据	影像学检查看到胆囊内的结石
典型症状	胆绞痛、右上腹隐痛
常用的影像学检查	腹部超声、CT，必要时须行 MRCP 检查

胆囊结石的治疗及选择

发现了胆囊结石，是否都需要手术呢

如果存在以下情况，是建议切除胆囊的：①腹部疼痛无缓解或反复发作，影响您的工作和生活；②胆囊结石直径≥ 3 厘米，以及结石嵌顿于胆囊颈部；③胆囊结石合并胆囊息肉样病变，病灶≥ 1 厘米；④胆囊结石合并糖尿病（在糖尿病已控制时）或合并心血管症状者；⑤有胆囊癌家族史；

⑥老年人和/或有心肺功能障碍合并胆囊结石者；⑦儿童胆囊结石，还伴随有遗传性球形红细胞增多症。

不想手术，可以口服药物治疗吗

由于目前对胆囊结石成因机制尚未完全清楚，因此暂时没有明确有效治疗胆囊结石的药物。目前批准上市治疗慢性胆囊炎、胆囊结石等的药物，可能可以暂时改善部分症状，但并不能消除胆囊结石。若服用一段时间后经腹部超声检查无改善者建议停止口服药物治疗，积极采用外科治疗。

孕期妇女胆囊结石的治疗

怀孕后，孕妇体内雌激素、孕激素大量增加，会使胆囊收缩功能下降，胆汁容易淤积。在孕期，为加强营养往往会摄入大量鱼、肉等，造成高脂饮食，这些因素会促进胆囊结石的形成，甚至诱发胆囊炎。一旦孕妇出现胆囊炎急性发作，就会陷入两难境地，一方面担心药物会对胎儿不利，另一方面又担心延误治疗导致病情加重。因此，存在以上高危因素的孕期妇女应尽早就诊，医生可根据怀孕周期及胎儿情况综合判断后选择适当的治疗方案。此外，不是怀孕了就不可以用药和手术，医生综合评估后在安全的情况下仍可以进行治疗。

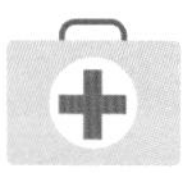

所以孕妇要注意合理饮食，不要过度摄入脂肪含量高的食物，一旦出现消化不良或腹痛等症状要尽早就医。

胆囊结石的预后怎么样

无症状胆囊结石患者大多数都是在常规体检时被发现的。既无明显症状又无阳性体征并不意味着可以高枕无忧了，部分患者在将来可能会出现症状，需要进一步的外科治疗。

胆囊结石预后较好，如果病情发展到需要行胆囊切除手术，也不用过于担心，胆囊切除手术是一个非常成熟的手术方式，而且大都是通过腹腔镜完成的。手术后患者通常能快速恢复，当然也有部分患者会在术后短期出现腹痛、腹胀、腹泻等，通过机体代偿及合理药物治疗后大都可以得到缓解或治愈。

专家有话说

1. 胆囊结石是一种常见的良性疾病，无症状者居多。一般通过腹部超声就可以进行诊断。

2. 为了缓解症状，服用药物前一定要听取医生的建议。

3. 所有无症状的患者或是采取保守治疗的

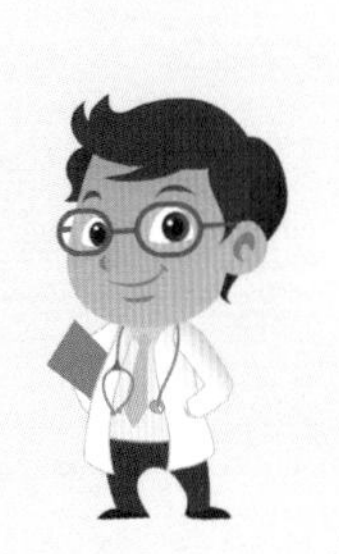

患者都要定期复查腹部超声，建议间隔 6 ～ 12 个月定期随访。胆囊癌高危人群需要间隔 3 ～ 6 个月定期随访。

4. 外科手术切除胆囊是目前唯一能够明确治愈胆囊结石的方式。

胆囊息肉

什么是胆囊息肉

胆囊息肉是胆囊内侧壁的黏膜组织向腔内突起的一类病变的总称，不论是肿瘤性的还是非肿瘤性的，只要在形态上符合以上特点，都称为“胆囊息肉”或“胆囊息肉样病变”。

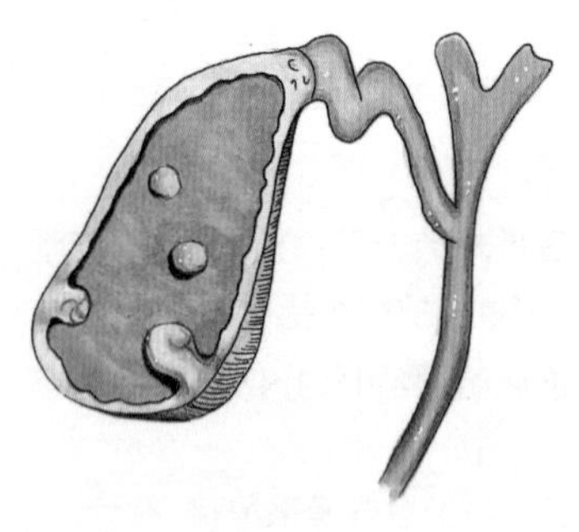

胆囊息肉

所有的胆囊息肉都是良性的吗

胆囊息肉包括肿瘤性和非肿瘤性两大类，肿瘤性息肉包括胆囊腺瘤、平滑肌瘤、脂肪瘤、血管瘤、神经纤维瘤等，非肿瘤性息肉包括胆固醇性息肉（假性息肉）、炎性息肉等。

其中胆囊腺瘤性息肉是潜在的癌前病变，与胆囊癌的发生有关，约占全部胆囊息肉的17%。其他类型的肿瘤性息肉（如平滑肌瘤、脂肪瘤、血管瘤、神经纤维瘤）极少出现恶变，而胆固醇性息肉、炎性息肉等非肿瘤性息肉则不会发生癌变。

胆囊息肉的病因有哪些

不同类型胆囊息肉的病因并不相同，大多数胆囊息肉目前病因不明。肿瘤性息肉的发生可能与遗传、环境因素等有关。腺瘤性息肉也可能与慢性炎症和胆囊结石有关。此外，肥胖、高龄、吸烟、不良饮食习惯（不吃早餐、缺乏维生素C、少纤维素饮食等）、熬夜、高脂血症、高胰岛素血症、慢性肝炎、肝硬化、上消化道和胆道的解剖异常，也是胆囊息肉的好发因素。

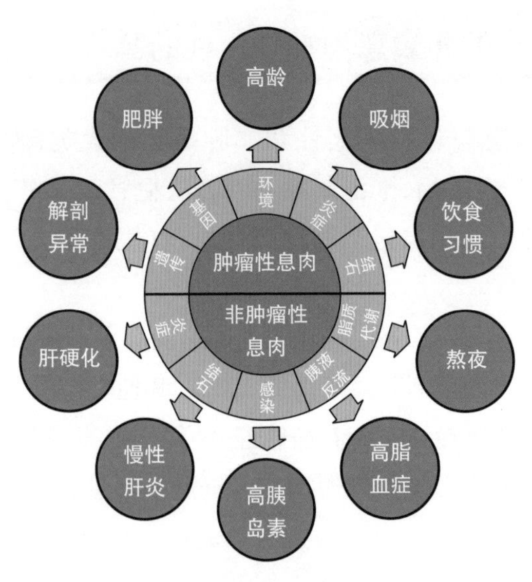

胆囊息肉的病因

胆囊息肉的诊断标准是什么

胆囊息肉的诊断标准	
诊断依据	病理学检查证实为胆囊息肉
典型症状	胆绞痛、右上腹隐痛
影像学检查	腹部超声、CT 是常用的检查手段，必要时须行超声造影、MRI 等特殊检查
实验室检查	肿瘤标志物 CA19-9 常用于与胆囊癌的鉴别诊断，但准确率并不是 100%

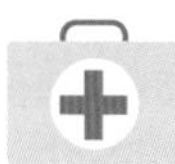

得了胆囊息肉怎么办

当您确诊了胆囊息肉之后，最关心的就是如何治疗。目前的治疗方式主要分为保守治疗和外科手术两方面，医生会根据病情和检查结果，做出恰当选择。

保守治疗如何治

如前所述，绝大多数息肉属于胆固醇性息肉，对于无症状且息肉直径＜1厘米的，可选择保守治疗，具体方法如下。

1. 随诊观察　根据医生建议，间隔6～12个月复查腹部超声。

2. 饮食和运动　针对胆固醇性息肉，建议减少油性食物摄入，加强锻炼，减脂、减重。

3. 药物治疗　目前尚未有明确治疗效果的药物。

什么情况下需要手术呢

如果您符合以下几种情况，应考虑手术治疗。

1. 息肉直径≥1厘米。

2. 息肉合并结石。

3. 息肉快速增大。

4. 息肉影响胆囊排空功能，伴有腹痛等症状，影响日常工作和生活。

5. 年龄 > 50 岁、合并原发性硬化性胆管炎、胆囊壁局部增厚 > 4 毫米、宽蒂、单发的非胆固醇息肉。

儿童与孕期妇女怎么治

孕妇或者儿童患胆囊息肉并不多见。

☞ 儿童

儿童胆囊息肉的处理原则与成人相似，如果有症状或者息肉直径 > 1 厘米，需要行胆囊切除术，方式首选腹腔镜。

☞ 孕妇

考虑到手术、麻醉对孕妇和胎儿的影响，如果病情符合上述手术条件，可等待分娩后行手术治疗。如果必须手术（如急性腹痛无法缓解、高度怀疑恶变等），手术时机应在孕妇和胎儿风险、手术急迫性方面取得平衡，方可选择手术。

胆囊息肉的预后怎么样

非肿瘤性胆囊息肉是良性疾病，手术切除胆囊后，息肉

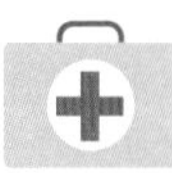

可以被彻底切除，患者通常会完全治愈，无须后续治疗。如果病理报告为恶性肿瘤，需要根据具体病理类型及分期继续后期的外科治疗或辅助治疗。

专家有话说

1. 胆囊息肉如无上述手术指征，可按照要求定期随访。

2. 一旦具有手术指征，胆囊息肉恶变的风险会增加，因此建议手术避免恶变。

3. 目前认为孕中期手术是相对安全的，如果病情紧急，不要因恐惧手术而延误最佳治疗时机，以免造成严重后果。

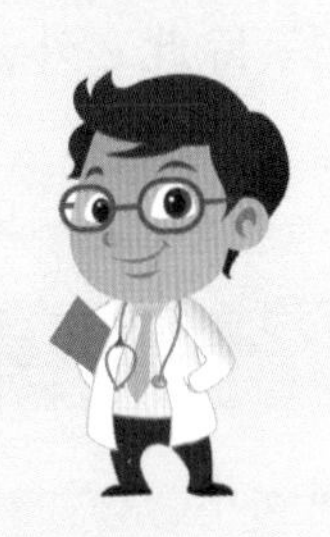

慢性胆囊炎

什么是慢性胆囊炎

慢性胆囊炎是胆囊的慢性炎症性疾病，常合并有胆囊结石。胆囊壁毛糙、增厚，胆囊生理功能可能受到影响。

慢性胆囊炎的病因有哪些

最常见的原因是胆囊结石，其次是细菌感染，大多数的慢性胆囊炎伴有胆囊结石。结石在胆囊内反复摩擦可引起胆囊黏膜损伤，造成反复的胆囊壁炎症反应和胆囊功能障碍。除此之外，胆囊细菌感染可引起胆囊排空障碍、胆囊缺血、胆囊黏膜损伤等，反复感染则可发展为慢性胆囊炎。

慢性胆囊炎的诊断标准是什么

慢性胆囊炎的诊断标准	
诊断依据	结合病史、症状和影像学、实验室检查结果
典型病史	反复急性胆囊炎或胆绞痛病史
典型症状	绝大多数无明显临床症状，少部分可出现右上腹疼痛、消化不良等
影像学检查	腹部超声、CT
实验室检查	血常规、肝功能等

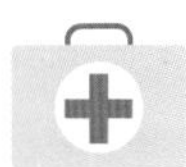

需要抗感染治疗吗

对于完全没有症状的患者，通常不需要使用抗菌药物治疗，每年做一次腹部超声检查，随访即可。如果出现胆绞痛急性发作，可以联合使用解痉药与止痛药以缓解疼痛，如果慢性胆囊炎急性发作引起白细胞、C反应蛋白等指标升高，可规范使用相应的抗菌药物。

需要手术治疗吗

无症状的慢性胆囊炎患者通常建议随访观察，不推荐行预防性胆囊切除术。

当慢性胆囊炎出现以下情况，则需要考虑外科治疗。

1. 疼痛无缓解或反复发作，影响生活和工作者。

2. 胆囊壁逐渐增厚达4毫米及以上或胆囊壁局部增厚疑似胆囊癌者。

3. 胆囊壁呈陶瓷样改变。

4. 合并胆囊结石，且结石逐年增多、增大或胆囊颈部结石嵌顿造成胆囊功能减退或障碍。

5. 合并胆囊息肉直径≥1厘米。

预后及康复怎么样

慢性胆囊炎手术后效果良好，绝大多数无须再治疗，部分有消化不良症状者可以通过药物对症治疗得到改善。

专家有话说

1. 慢性胆囊炎是与胆囊结石密切相关的良性疾病。其预后良好，无症状者居多。

2. 一旦出现症状，饮食控制是很重要的。

3. 一部分患者需要手术切除胆囊。

4. 无症状的患者或是采取保守治疗的患者都要定期复查腹部超声，一般每年1次即可。

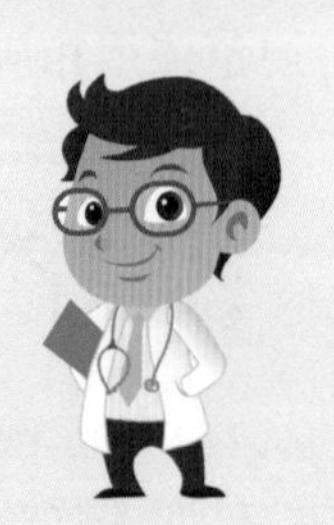

急性胆囊炎

什么是急性胆囊炎

急性胆囊炎是由于胆囊结石、胆囊管梗阻或细菌感染引起的胆囊急性炎症，女性多见。根据疾病的严重程度可分为轻、中、重度胆囊炎。大多数的急性胆囊炎伴有胆囊结石。

急性胆囊炎的病因有哪些

胆囊管梗阻

结石、胆囊或胆管肿瘤、胆汁形成的沉积物、寄生虫等造成胆囊管堵塞或者痉挛都可能会引起急性胆囊炎，其中胆囊结石造成的胆囊管堵塞是引起急性胆囊炎最常见的原因。

细菌感染

当因各种原因导致胆汁淤滞、胆汁流出不畅时，胆汁里就容易合并有细菌感染，进而引起急性胆囊炎。

其他因素

胰腺相关疾病、严重的胆道反流性疾病、严重感染（如脓毒症）、严重烧伤等引起胆囊缺血，造成胆囊壁和胆囊黏膜受损，从而引发急性胆囊炎。

急性胆囊炎的诊断标准是什么

急性胆囊炎的诊断标准	
诊断依据	结合病史、症状、影像学检查、实验室检查结果
典型病史	胆囊结石、慢性胆囊炎病史
典型症状	右上腹疼痛，疼痛开始可仅为胀痛不适，逐渐发展为阵发性的绞痛，胆囊区可有压痛和反跳痛，同时伴有恶心、呕吐等消化道症状
影像学检查	腹部超声、CT，必要时需行 MRI 检查
实验室检查	血常规、肝功能、电解质，检查结果不明显时还会涉及降钙素原、C 反应蛋白等炎症指标，重症急性胆囊炎则还会检查肾功能、凝血功能等

治疗方式怎么选

急性胆囊炎以外科手术为主要治疗手段，特别是当胆囊炎伴有严重的胆道感染，以及胆囊坏疽性炎症、积脓、穿孔等并发症时宜选用手术治疗。

炎症较重暂时无法手术切除胆囊和并发急性胆管炎时，

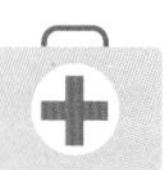

可采取胆囊造瘘术或胆道引流术。

1. 轻度急性胆囊炎　在选择抗菌药物抗感染治疗的基础上，合并胆囊结石、胆囊息肉等良性疾病的，根据患者身体状况，可早期行急诊手术切除胆囊，多选择行腹腔镜手术。

2. 中度急性胆囊炎　根据患者的身体状况、有无合并症等判断，可建议行急诊胆囊切除术，多选择行腹腔镜手术；若技术条件或患者状况不适宜急诊手术，可选择保守治疗或行胆囊造瘘或穿刺引流，待炎症消退择期进行手术。

3. 重症急性胆囊炎　发病时间长、不能耐受手术者可选择进行经皮经肝胆囊穿刺引流术或胆囊造瘘术，缓解胆囊压力及炎症反应，避免胆囊穿孔，待炎症消退后择期首选行腹腔镜胆囊切除术。

预后及康复怎么样

绝大部分急性胆囊炎患者经及时合理治疗，预后良好。采取保守治疗的轻度急性胆囊炎患者，好转后仍需要进一步评估是否需要手术。如胆囊炎是由结石引起的，则将来仍有反复发作的风险。

专家有话说

1.不是所有的急性胆囊炎患者都需要手术,部分患者保守治疗亦可获得良好治疗效果。

2.急性胆囊炎需要急诊手术治疗时,可经专家评估后选择相对安全的手术方式。

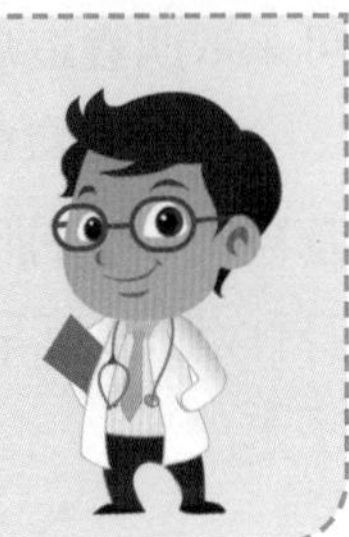

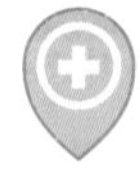

胆囊腺肌瘤

什么是胆囊腺肌瘤

胆囊腺肌瘤是胆囊的一种增生性疾病,既不是炎症,也不是恶性肿瘤,但是具有癌变的风险。它的病变特征为胆囊黏膜过度增生、肌层肥厚和胆囊壁内憩室或罗-阿窦(Rokitansky-Aschoff sinuses,RAS)形成。

胆囊腺肌瘤的病因有哪些

目前胆囊腺肌瘤的具体病因还不明确,可能的致病因素包括胆囊的炎症与结石、胚胎期发育不良、胆胰管汇合异常、胆囊神经源性功能障碍相关、胆囊内压力过高等。

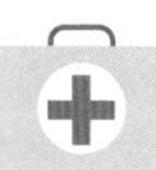

胆囊腺肌瘤的诊断标准是什么

胆囊腺肌瘤的诊断标准	
诊断依据	病理学检查提示为胆囊腺肌瘤
典型病史	胆囊结石、慢性胆囊炎病史
典型症状	临床表现比较隐匿，部分患者没有相关症状或仅有间断右上腹隐痛或消化功能紊乱，急性发作时可有明显的右上腹绞痛
影像学检查	腹部超声、CT、MRI
实验室检查	除了血常规、肝功能，还需要检查肿瘤标志物CA19-9等

可以保守治疗吗

胆囊腺肌瘤类似于息肉，成了胆囊壁的一部分，通过吃药是排不掉、消不了的。一般来说，如果您是单发腺肌瘤、直径 < 10 毫米且无明显不适，建议采取 B 超或 MRI 定期随访。

胆囊腺肌瘤不同直径的随访要求

<table>
<tr><th>直径</th><th>随访周期</th><td rowspan="3">随访 5 年仍无手术指征，则可暂停随访，但仍需要不定期复查腹部超声</td></tr>
<tr><td>< 5 毫米</td><td>每年复查腹部彩超一次，必要时行 MRI 检查，至少随访 5 年以上</td></tr>
<tr><td>5 ～ 10 毫米</td><td>前 2 年至少每 6 个月复查 1 次腹部超声，2 年后应每年复查，随访至少 5 年以上</td></tr>
</table>

什么情况需要手术治疗

并不是所有的腺肌瘤都适合保守治疗。一旦出现下列情况，建议您及早就医，寻求手术治疗以降低癌变风险。手术切除的胆囊须送病理检查，以鉴别其良恶性，若为恶性，可能还需要进行扩大根治手术。

- 胆囊腺肌瘤直径超过 10 毫米。
- 腺肌瘤呈弥漫性或阶段性生长。
- 有明显的不适症状。
- 合并有胆囊结石、胆囊息肉等。

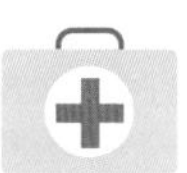

可以选择腹腔镜手术治疗吗

首选腹腔镜胆囊切除术。如果有既往腹部手术史、近期胆囊炎症反复发作、周围形成粘连、高度怀疑为胆囊癌等原因导致腹腔镜手术操作困难时,可以选择开腹手术。

怀孕了,手术会不会有影响

胆囊腺肌瘤一般呈慢性进展,因此,对于达到手术要求的妊娠期胆囊腺肌瘤患者,一般可继续定期行B超复查,胎儿分娩后如须手术切除,则尽早手术。若胆囊腺肌瘤合并胆囊结石发生急腹症或高度怀疑恶变时,妊娠期内选择手术治疗也是安全的,若非急诊手术,建议于妊娠中期进行。

预后及康复怎么样

同其他胆囊良性疾病一样,胆囊腺肌瘤可获得良好预后。选择保守治疗者,随访过程中一旦怀疑癌变或出现严重并发症,则根据实际情况尽早选择手术治疗。

专家有话说

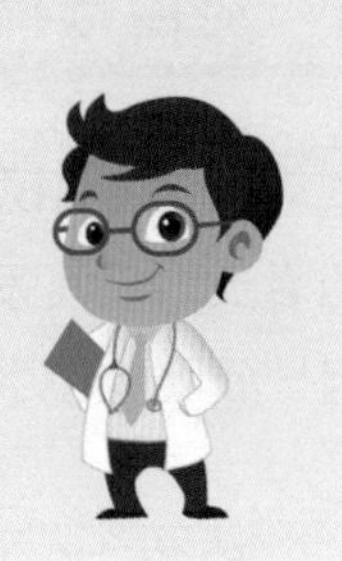

1. 绝大多数胆囊腺肌瘤患者需要进行手术治疗，该病预后良好。

2. 胆囊腺肌瘤影像学检查表现与胆囊癌很相似，术前与胆囊癌鉴别诊断困难，因此涉及的检查项目较多。

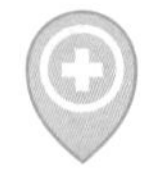

胆囊癌

胆囊癌是真正的“癌中之王”

什么是胆囊癌

胆囊癌是最常见的胆道恶性肿瘤。胆囊癌恶性程度极高，且患病早期可无明显的临床表现，因而很难被发现。仅30% 左右患者能够获得根治性手术的机会，即使根治性手术术后肿瘤的复发转移率也很高，所以胆囊癌是真正的“癌中之王”。

胆囊癌是起源于胆囊及胆囊管黏膜上皮的恶性肿瘤，病变可位于胆囊底部、体部、颈部及胆囊管。早期肿瘤局限于胆囊腔内，常被合并的胆囊结石或胆囊息肉导致的慢性胆囊炎的症状所掩盖，晚期肿瘤可向肝脏、肝门及周围腹腔脏器侵犯，常合并淋巴结转移，表现为右上腹肿块、黄疸等症状。

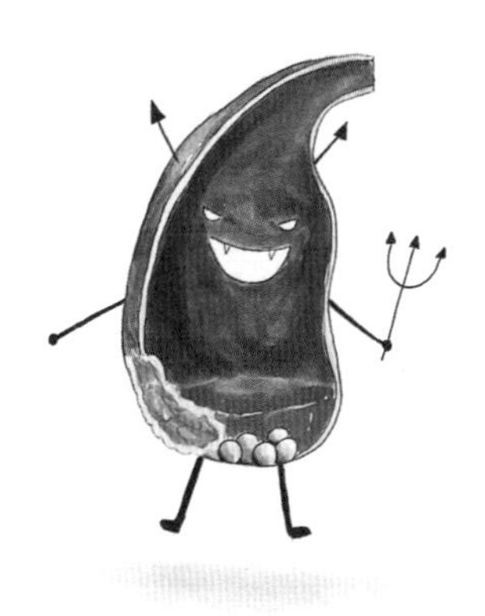

胆囊癌

胆囊癌的危险因素有哪些

1. 胆囊结石　胆囊结石患者患胆囊癌的风险是无胆囊结石人群的 13.7 倍。

2. 具有以下特征的胆囊息肉样病变　直径≥ 1 厘米；合并胆囊结石、胆囊炎；单发息肉或无蒂息肉，息肉 6 个月的生长速度≥ 0.3 厘米；腺瘤样息肉。

3. 胆囊慢性炎症　伴有黏膜腺体内的不均匀钙化或点状钙化被认为是癌前病变。

4. 患有胆囊疾病且直系亲属中确诊有胆囊癌。

5. 其他可能的危险因素　如先天性胰胆管汇合异常、肥胖与糖尿病、原发性硬化性胆管炎等。

6. 存在以上危险因素的中老年女性，更应该特别注意，因为胆囊癌男女比率约为 1∶3。

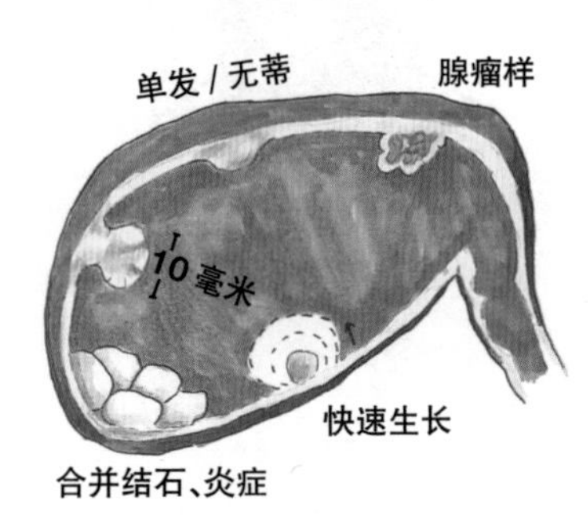

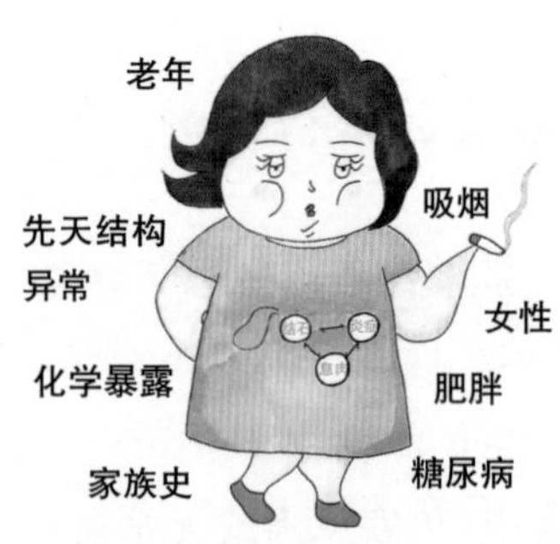

胆囊癌的危险因素

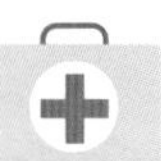

胆囊癌的诊断标准是什么

胆囊癌的诊断标准	
诊断依据	病理学检查提示为胆囊癌
典型病史	胆囊结石、胆囊息肉、慢性胆囊炎
典型症状	临床表现比较隐匿，部分患者没有相关症状或仅有间断右上腹隐痛、消化功能紊乱、黄疸等。短时间内体重下降也需要高度警惕
影像学检查	腹部超声、CT、MRI，必要时需要行 PET-CT
实验室检查	除了血常规、肝功能，还需要检查肿瘤标志物 CA19-9 等
内镜检查	必要时须行超声内镜或胃镜检查

怎么去治疗，能不能治好

胆囊癌是恶性程度极高的肿瘤，除了个别极早期肿瘤治愈的概率较高，其他中晚期肿瘤分期越晚治愈的可能性越小。但是对于可施行外科根治性切除的胆囊癌，手术是目前唯一可能治愈的方法，其他无法手术或拒绝手术的患者通常选择保守治疗。

因此，如果胆囊癌有手术切除的可能性，患者一定不要轻易放弃。至于是否能够手术切除，需要由肝胆专科的外科医生判断。但是很多患者即便手术切除后仍然面临着较高的复发转移率，因此术后辅助治疗也至关重要。千万不要认为手术之后就万事大吉了。

为什么医生要反复评估肿瘤的可切除性

临床诊断为胆囊癌的患者，需要在术前和术中进行详细评估，术前评估内容包括肿瘤分期、淋巴结转移、远处转移情况，以判断肿瘤可切除性及制订手术方案。术中再次评估，包括肿瘤分期及可切除性，旨在为选择合适的治疗策略提供依据，因此需要到经验丰富的三级甲等医院的肝胆专科就诊。

为什么胆囊癌的辅助治疗那么重要

发生远处淋巴结转移或肿瘤远处转移的晚期胆囊癌患者，往往丧失了手术根治的机会，药物治疗就成了主要的方法，随着精准医学的迅速发展，针对胆囊癌的药物研发进展

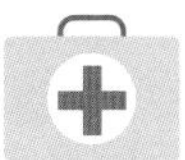

很快，出现了很多新的药物，其中包括化疗、分子靶向治疗和免疫治疗，能够延长这些中晚期患者的生存时间。当然针对那些因胆道梗阻出现黄疸和消化道梗阻的晚期患者，外科和介入治疗可以解除胆道梗阻和消化道梗阻，从而改善患者的生活质量，为后续药物治疗带来机会，进而延长生存时间，因此胆囊癌的治疗是多种治疗手段的组合，而不是一种疗法解决所有问题。

预后及康复怎么样

即便是早期接受根治性手术的胆囊癌患者，也有肿瘤再次复发转移的风险，应根据医生的诊断及治疗情况建立完整的病历资料数据库，详细记录流行病学、临床分期、病理学类型、手术方式、相关化疗、靶向治疗、免疫治疗、放疗方案、肿瘤复发、随访情况等，为复查和治疗提供依据以及判断肿瘤有无复发或进展。接受根治性切除的胆囊癌患者建议术后 2 年内每 3 个月复查 1 次，2 年后每 6 个月复查 1 次；5 年后每 12 个月复查 1 次，胆囊癌根治性切除术后需要行辅助治疗或胆囊癌姑息治疗的患者，应按治疗周期接受治疗和随访。

专家有话说

1. 当出现右上腹饱胀不适或皮肤、眼睑发黄，万万不可忽视，应做到早就医、早诊断、早治疗。

2. 由于胆囊癌早期诊断困难，治疗效果较差，应及时针对病因进行预防，这样才能降低胆囊癌的发病率，改善预后。

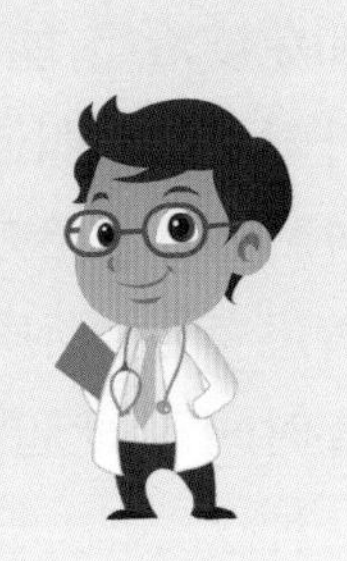

黄色肉芽肿性胆囊炎

什么是黄色肉芽肿性胆囊炎

黄色肉芽肿性胆囊炎是一种以胆囊慢性炎症为基础并伴有黄色肉芽肿形成的破坏性炎症病变，其临床表现和病理学特征酷似胆囊癌，因此容易被误诊。

黄色肉芽肿性胆囊炎的病因有哪些

黄色肉芽肿性胆囊炎的病因尚不清楚，但其高危因素有胆囊结石、高脂血症和 2 型糖尿病。目前多数专家认为细

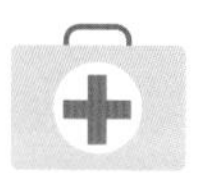

菌感染是导致该病发生的关键因素，而高脂血症和2型糖尿病所致的代谢紊乱在其中起到辅助作用。

黄色肉芽肿性胆囊炎的诊断标准是什么

黄色肉芽肿性胆囊炎的诊断标准	
诊断依据	病理学检查提示为黄色肉芽肿性胆囊炎
典型病史	胆囊结石
典型症状	可无典型的临床特征，部分患者表现为右上腹不适或消化不良
影像学检查	腹部超声、CT、MRI
实验室检查	除了血常规、肝功能，还需要检查免疫球蛋白IgG4、肿瘤标志物CA19-9等

治疗方式怎么选择

黄色肉芽肿性胆囊炎的治疗首选胆囊切除术，若炎症影响肝脏，则需要切除相邻的部分肝脏；若与结肠致密粘连或者与十二指肠形成内瘘，需要同时行瘘管切除加瘘口修补，同时尽量切除黄色肉芽组织。

由于术前黄色肉芽肿性胆囊炎很难与胆囊癌鉴别，因此黄色肉芽肿性胆囊炎胆囊切除术手术难度较大，需要术中进行冰冻切片检查排除胆囊癌。

黄色肉芽肿性胆囊炎是一种良性病变，不像胆囊癌需要切除较多组织或器官，因此手术范围相对较小、手术难度和手术风险较胆囊癌低。

预后及康复怎么样

黄色肉芽肿性胆囊炎属于良性疾病，预后良好。因炎性病变的胆囊常与周围器官粘连甚至形成内瘘，因此手术范围通常较单纯胆囊切除大。

专家有话说

1. 黄色肉芽肿性胆囊炎诊断较为困难，诊断困难时应向经验丰富的专科医生寻求诊断和治疗方案。

2. 一旦发现患有黄色肉芽肿性胆囊炎应尽早就医，在条件允许的情况下进行手术治疗。

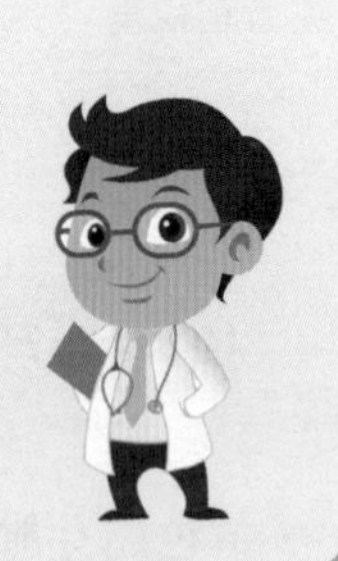

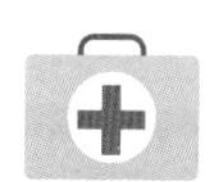

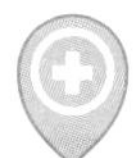

胆源性胰腺炎

什么是胆源性胰腺炎

胆源性胰腺炎是指因胆管结石、炎症等引起胆汁异常反流进入胰管，使胰腺消化酶被激活，从而产生胰腺自身消化而出现的急性炎性反应。

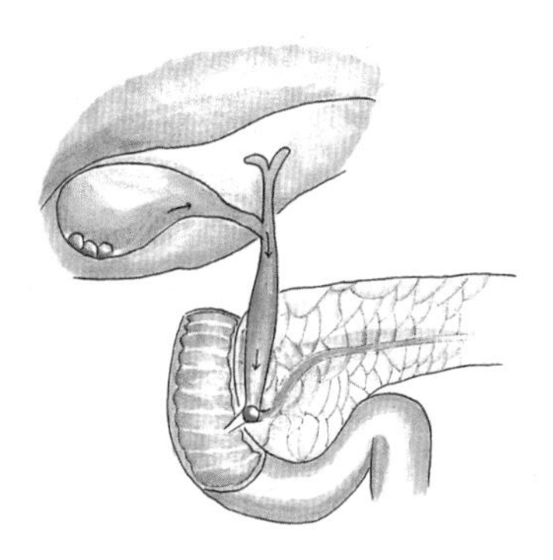

胆源性胰腺炎

哪些疾病会引起胆源性胰腺炎

胆管结石是急性胰腺炎，尤其是急性复发性胰腺炎的发病原因之一，20% ～ 30% 的胆囊结石患者在病程中会发生胰腺炎。胆囊泥沙样结石、胆囊多发结石（尤其是直径小于0.5cm的结石）很容易从胆囊管排出并嵌顿于下段胆管，导致胆汁逆流入胰管引发急性胰腺炎。此外，胆道蛔虫病（寄生虫病）、ERCP术后（医源性胰腺炎）、先天解剖结构异常（如先天性胆管囊状扩张、先天性胰胆管汇流异常）、胆管肿瘤及壶腹部肿瘤等疾病均可导致胆管末端或胆胰管共同通路阻塞而引起胆源性胰腺炎。

胆源性胰腺炎的诊断标准是什么

胆源性胰腺炎的诊断标准	
诊断依据	结合临床表现、实验室检查、影像学检查可诊断
典型病史	胆囊小结石排入胆总管
典型症状	主要表现为上腹痛、腹胀、恶心、呕吐、发热、黄疸等症状，病情严重者可出现休克、呼吸困难、意识模糊甚至昏迷等，可危及生命
影像学检查	腹部超声、MRI和MRCP
实验室检查	除了血常规、肝肾功能、凝血功能、血脂，还需要检查血淀粉酶、脂肪酶、尿淀粉酶等

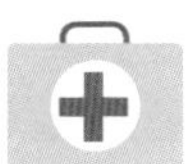

保守治疗怎么治

保守治疗是目前治疗急性胆源性胰腺炎的主要方法，主要用于发病早期，有利于患者度过早期炎症反应期，改善全身各脏器状况，利于后续治疗。

保守治疗的措施主要包括：禁饮食、胃肠减压、抑制胰液分泌及抗胰酶、抑酸、抗炎、补液、中药治疗、肠内外营养支持治疗等。

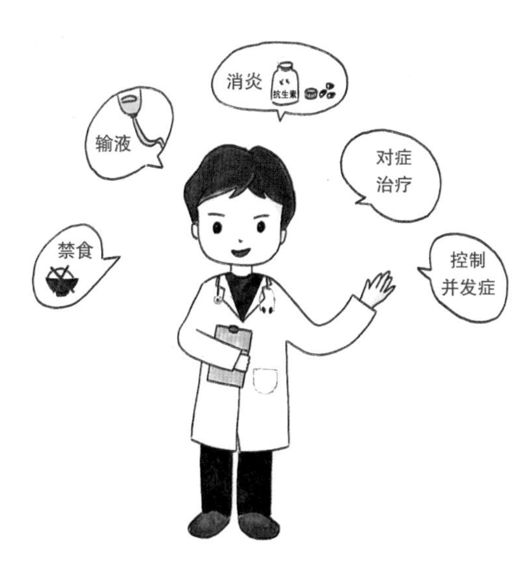

胆源性胰腺炎的保守治疗

内镜治疗怎么治

ERCP 不仅可以用于检查也可以用于治疗。其具有安全、简单及并发症少等优点，已成为胰腺疾病治疗的重要手段，可通过 ERCP 取出胆总管的结石，去除病因，同时通过鼻胆管或内支撑管引流，降低胆道压力。

什么情况下选择手术治疗

一般情况下不选择手术治疗，在保守治疗或内镜治疗无效的情况下才选择手术，但极重症的胰腺炎患者可能无法耐受手术。手术目的是去除坏死胰腺及胰周组织，并放置引流管充分引流，可以在腹腔镜下或者经皮穿刺清创引流。

预后及康复怎么样

胆源性胰腺炎预后取决于病情严重程度及有无并发症出现：①轻症预后良好，1 ～ 2 周可以完全恢复，不留后遗症。②中度重症患者死亡率 < 3%。③重症患者病情凶险，预后较差，死亡率高达 30% ～ 50%。轻症患者出院后需要在第 1、3、6 个月时按时门诊随诊，中重症患者出院后则需要坚持门诊随访 1 年以上，警惕出现并发症。

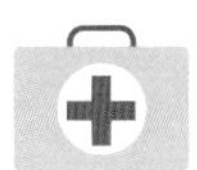

专家有话说

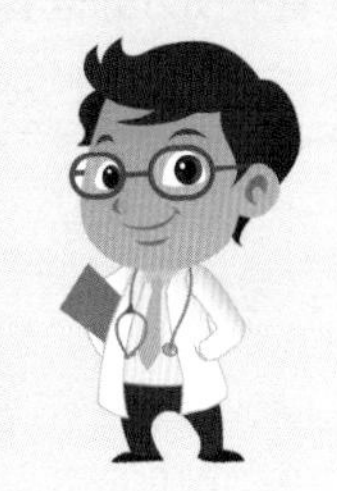

1. 胆源性胰腺炎发病率在胰腺炎中所占的比例超过50%，且多见于50～60岁、体形偏胖的女性患者。

2. 如果患有胆囊小结石、胆管结石、胆囊泥沙样结石，则罹患胆源性胰腺炎的风险大大增加。

3. 未经专科医师的指导不可胡乱使用排石药物治疗，因其具有诱发胆源性胰腺炎的风险。

4. 患有胆囊结石的患者一旦出现腹痛应及时就医，避免因诱发胰腺炎而造成严重并发症。

Mirizzi 综合征

什么是 Mirizzi 综合征

由于日本学者 Mirizzi 最早总结报道了该类疾病，因而其被命名为 Mirizzi 综合征，这是胆囊结石中比较特殊的一种类型。胆囊颈部或胆囊管内的结石压迫肝总管诱发胆管炎并出现梗阻性黄疸，结石持续的压迫会穿透胆囊与肝总管管壁形成胆囊胆管瘘。

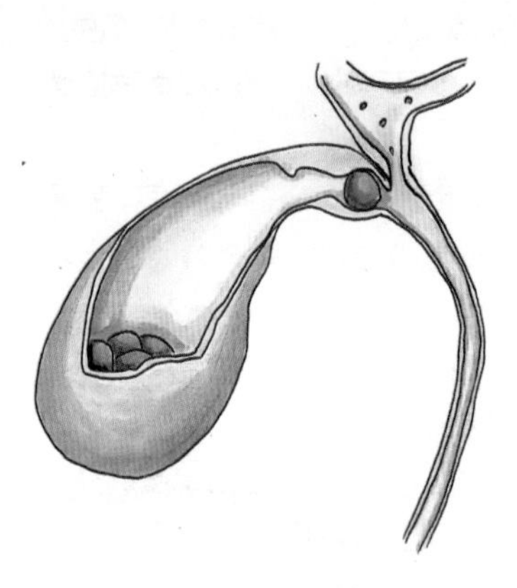

Mirizzi 综合征

Mirizzi 综合征的病因有哪些

1. 胆囊管与肝总管并行过长。

2. 胆囊管或胆囊颈部有结石嵌顿。

3. 嵌顿结石长期压迫胆管引起肝总管缺损并诱发胆管炎。

4. 胆囊三角长期慢性炎症。

Mirizzi 综合征的诊断标准是什么

Mirizzi 综合征的诊断标准	
诊断依据	结合临床表现、实验室检查、影像学检查可诊断
典型病史	胆囊结石
典型症状	主要表现为上腹痛、腹胀、恶心、呕吐、发热、黄疸等症状
影像学检查	腹部超声、MRI 和 MRCP
实验室检查	血常规、肝功能等

得了 Mirizzi 综合征如何治疗

Mirizzi 综合征首选手术治疗，治疗原则为切除胆囊，取净结石，解除梗阻，修补胆管缺损及通畅胆汁引流，如胆管缺损较大，部分患者需要行胆管和空肠吻合术。

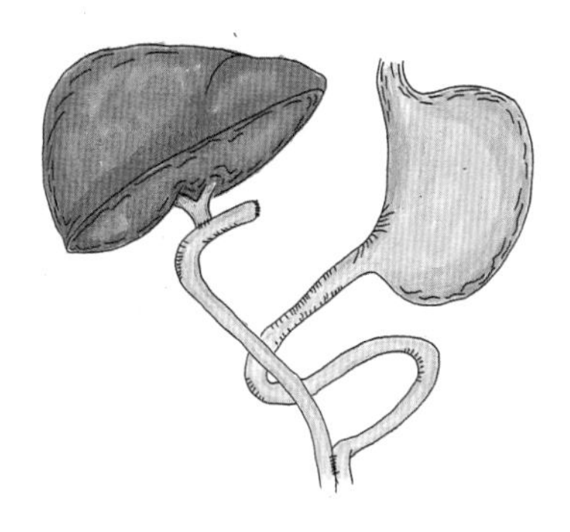

胆管空肠吻合术

预后及康复怎么样

Mirizzi 综合征预后良好。因结石持续压迫胆囊管壁和肝总管，可能形成胆囊胆管瘘，因此手术中可能涉及瘘口修补、胆管空肠吻合等，手术范围较大、手术时间较长。

专家有话说

1. 是否能保守治疗？

目前胆囊切除，肝总管修补或胆管空肠吻合是唯一有效的治疗方法。

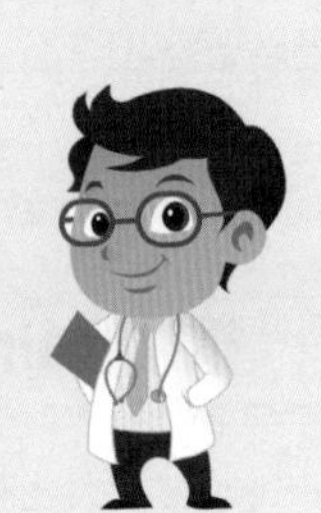

2. 如需要手术，能否选创伤小的腹腔镜下胆囊切除？

根据所在医院的条件，如部分粘连较少，术前明确解剖结构及层次清晰的患者可以选择腹腔镜治疗，腹腔镜治疗困难时，仍需要开腹进行手术。

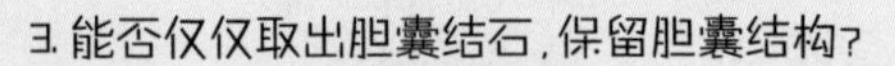

3. 能否仅仅取出胆囊结石，保留胆囊结构？

仅仅取出结石往往不能解决肝总管受压狭窄问题，且瘘口须行修补甚至行胆肠吻合术。

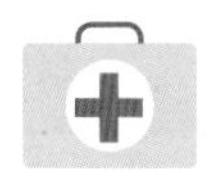

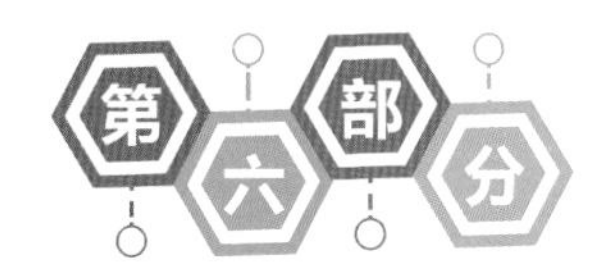

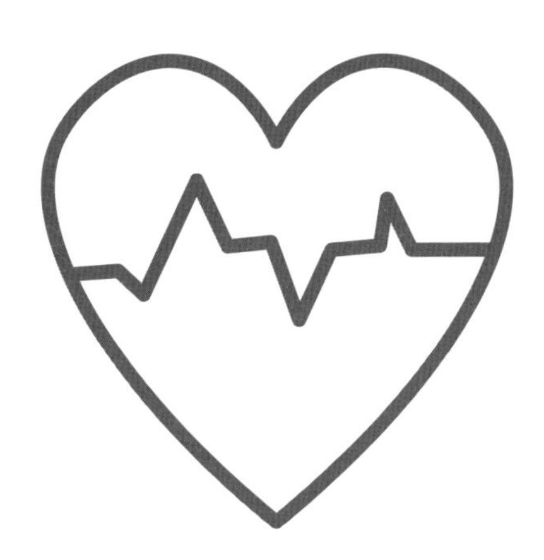

没“胆”了会有哪些影响

失去胆囊以后，人的消化功能首先会受到影响，其次可能会出现腹痛、腹胀等症状。那么，这些会严重影响到我们的生活吗？所有人都会出现这些情况吗？出现了这些并发症又该如何治疗呢？

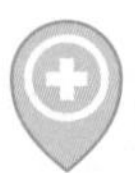

胆囊切除后腹胀、腹泻是什么原因

胆囊切除后短期内部分患者会出现腹胀和腹泻的情况，主要原因是胆囊切除后胆汁不能被浓缩和储存，而是持续不断地流入肠道，在进食油腻食物后胆汁不能像术前那样可以依靠胆囊的收缩迅速且规律地排入肠道消化食物。另外，肝脏分泌的胆汁持续排入肠道，导致肠道内的胆汁酸含量发生变化，刺激肠道蠕动加快，从而出现不同程度的腹胀或腹泻。

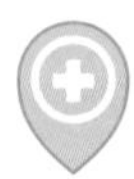

腹胀、腹泻如何治疗

如果胆囊切除后出现腹胀、腹泻等症状，一般可以通过机体代偿及改变饮食习惯得到缓解，如少食多餐，餐间可以吃些小零食等。如果症状仍无法缓解，可服用复方阿嗪米特肠溶片等药物来进行治疗，其能促进胆汁分泌，利于脂肪类食物的消化和吸收，并快速消除腹胀。

如果胆囊切除术后腹泻明显，影响到生活质量，需要到消化内科或肝胆外科就诊，由专科医生根据病情综合评估。在排除其他肠道疾病（如肠易激综合征）后，根据情况予以相应的对症治疗。

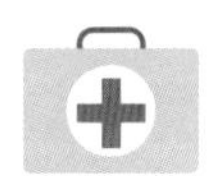

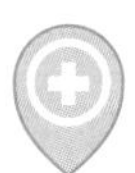

部分患者切除胆囊后为何会出现腹痛

胆囊切除术后数周至数月，有少部分患者仍感觉到右上腹部疼痛，反复发作，持续时间短则数 10 分钟，长则可达数小时，疼痛剧烈者严重影响生活起居。还有部分患者腹痛性质与术前类似，但并无发热、黄疸等表现。当出现这种腹痛时需要排除是否为术后 Oddi 括约肌功能障碍相关性胆源性腹痛（以下简称胆源性腹痛）。

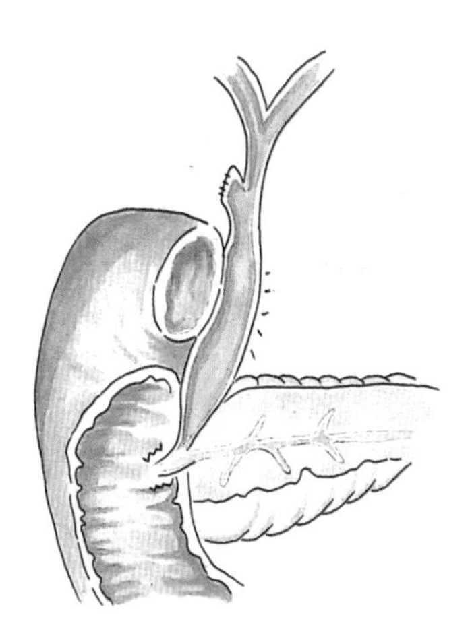

胆源性腹痛

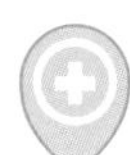

如何判断腹痛是不是由于切除胆囊引起的

当怀疑是胆源性腹痛时，需要及时就医，由专科医师进行病史询问及查体，并通过超声、CT 及磁共振等检查，首先排除胆总管残余结石、残余小胆囊、残余胆囊结石、胰腺炎及其他腹腔器质性疾病。胆囊切除术后存在以下表现，我们可怀疑为胆源性腹痛。

胆源性腹痛诊断标准

诊断条件	支持条件
疼痛逐渐加重至稳定水平，持续30分钟或更长时间	伴恶心和呕吐
发作间歇期不等（不是每天发作）	疼痛放射至背部和/或右肩胛下区
疼痛影响患者日常活动或迫使患者急诊就医	夜间剧烈腹痛
与排便相关性不明显	
改变体位或抑酸治疗后疼痛无明显减轻	

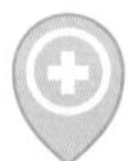

出现腹痛如何治疗

胆囊切除术后胆源性腹痛轻型患者可采取临床观察或口服药物治疗，但需要在医生指导下根据病情来服用相应的药物，如匹维溴铵等。如临床观察及药物治疗无效，可行内镜下十二指肠乳头括约肌切开术。

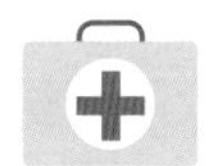

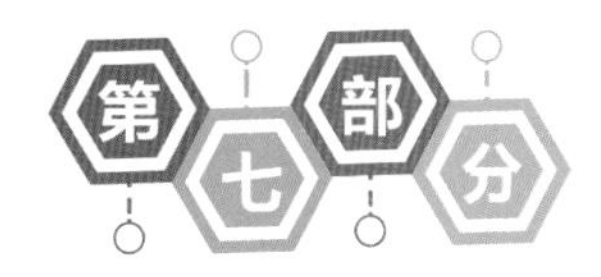

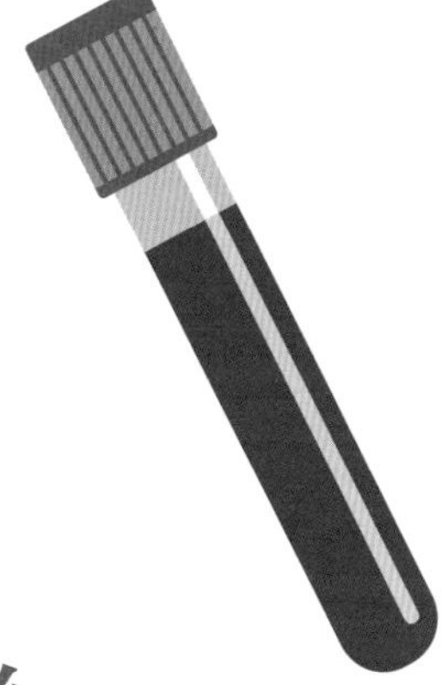

手术住院该注意什么

常言道"三分治疗、七分护理"，患者从入院到出院约有90%的临床处理是由护士执行，或在护士的配合下完成的，她们随时注意着病情的变化，为医生做出下一步治疗方案提供最为准确、及时的信息；她们事无巨细地照料着，为了您的健康而服务。所以不要担忧、不要恐惧、不要害羞，和医护建立起信任的桥梁，聆听、沟通、理解、交流才是最重要的。

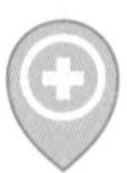

手术前的注意事项

手术前至少两周不抽烟、不喝酒，饮食上以高热量、高维生素、容易消化吸收的食物为主，可以适当增加蛋白质含量较高的食物，但切忌高脂肪食物，如肥肉、荷包蛋等，避免食用油炸、辛辣等刺激性食物。

高蛋白质食物：肉类、禽类、鱼类、动物内脏、蛋类、豆类等

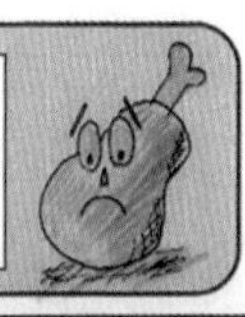

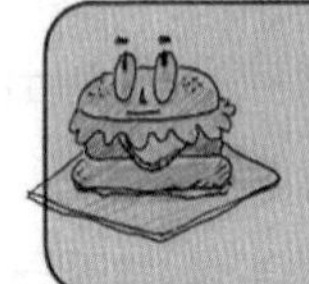

高热量食物：肉类、香肠、汉堡、鱼肚、奶酪、巧克力、坚果、松子、核桃、花生、腰果等

高维生素食物：胡萝卜、番茄、黄瓜、芹菜、彩椒、橙子、香蕉、猕猴桃、火龙果、玉米、燕麦、荞麦、蛋黄等

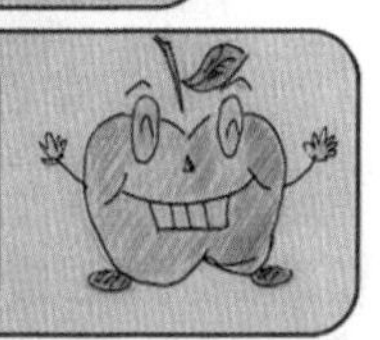

严防死守、坚决不抽烟！只抽一支烟也会影响您的康复。烟瘾来时您可以做一些转移注意力的事情，如运动、唱歌、嚼口香糖等。

温馨提示

“手术后的并发症给医护人员和患者都带来了沉重负担，初级保健医生、外科医生、护士和家庭成员在每个护理阶段对支持患者戒烟都起到了重要作用，尤其是在手术前。”

——世界卫生组织护理质量协调员

Shams Syed 博士

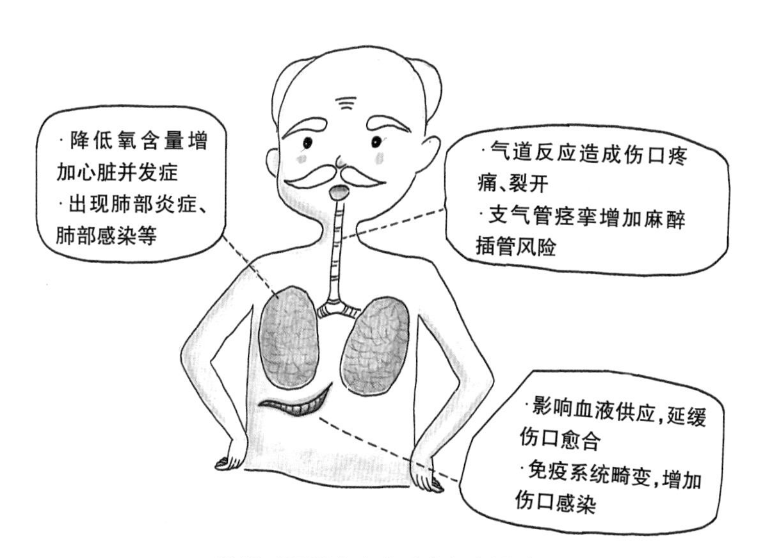

吸烟对胆囊疾病术后康复有影响

最需要准备的是您的心态，不要紧张、不要害怕、更不要担忧，保持良好的心态，适度运动，保证营养与睡眠质量。听从护士的指导，学会使用便盆或尿壶在床上进行大小便；进行有效的咳嗽排痰训练，学会保护腹部伤口等。

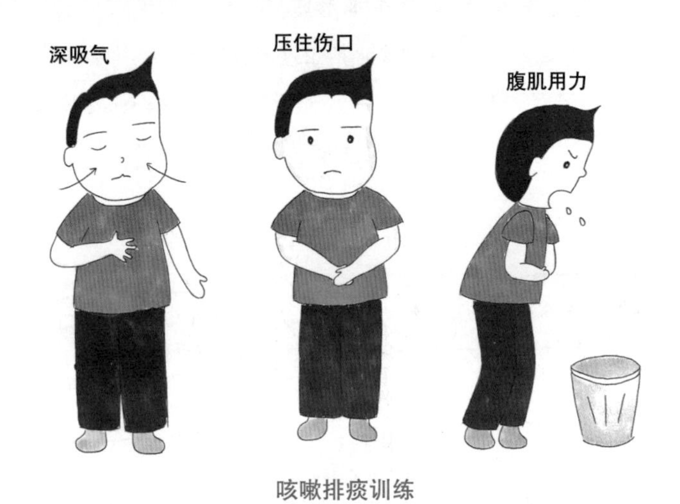

咳嗽排痰训练

手术时由于药物的刺激，往往容易发生恶心、呕吐，如果胃里面有东西，呕吐时呕吐物就可能被吸入气管和肺里，造成生命危险。所以，通常手术前需要禁食、禁水，但不是越早越好！太早禁食可能会出现头晕、无力、冒冷汗、血糖下降等不适症状，您只须在医护人员指导的时间内禁食、禁水即可。

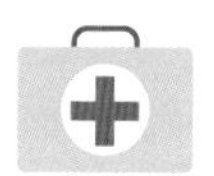

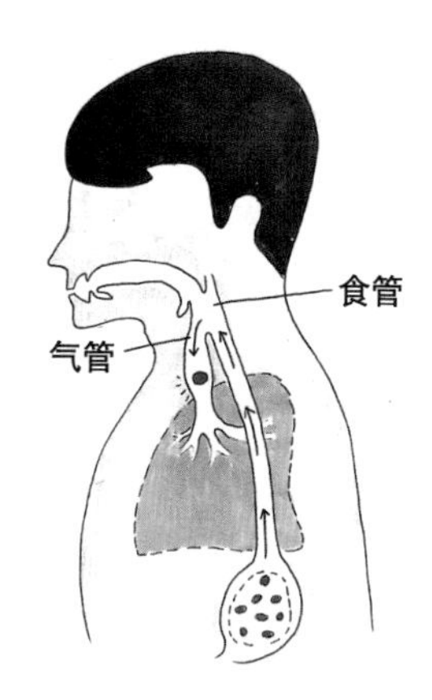

术前禁食、禁水的解剖基础

如果您有慢性疾病需要每天服药，术前须如实告诉医生您所服用的药物名称、用药时间、使用剂量，并根据手术医生的指导进行服药。

手术前要穿一双特殊的“长筒袜”，叫“梯度弹力袜”，并不是所有的手术患者都需要穿这双特殊的长筒袜，术前医护人员会评估您有无深静脉血栓形成的风险，若存在风险，要记得在手术前穿上它哦。

手术前沐浴可以清除和减少皮肤上的潜在细菌，降低术后伤口感染的风险；手术当天要取下假牙、发卡、耳环、戒指、手镯等饰品；手术前最好进行一次大小便；如果术前恰巧发生感冒、咳嗽或者是月经来潮等情况请及时告知医生。

手术前一日，手术室护士会到病房与您及家属进行面对面交流，以书面（展板、宣传册）或多媒体的方式为您介绍手术室环境、手术过程和注意事项等，当您到达手术室时，一定不会觉得陌生，甚至会觉得有熟悉的感觉。

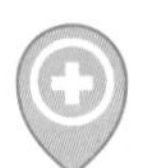 进入手术室后的温馨提示

保障您的安全是每一位医护人员的责任，反复询问、核对姓名、检查手术部位及标识等是确保您手术安全的必要手段。通常手术室护士、麻醉医生、手术医生会在麻醉开始前、手术开始前、离开手术室前反复核对您的身份信息、手术部位、标识等信息，您一定要认真、耐心地配合。

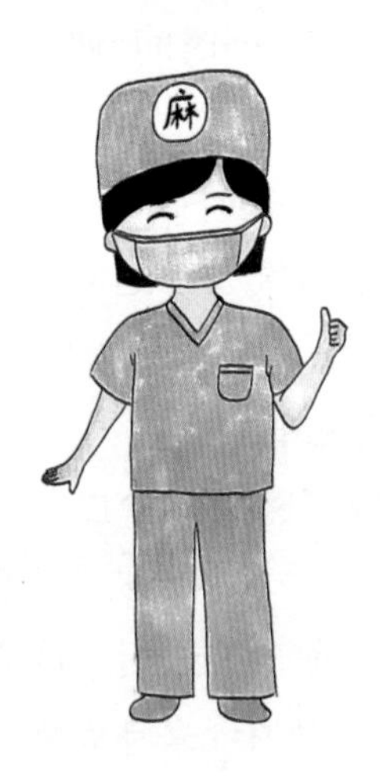

温馨提示

医护人员为确保手术安全，须执行《手术安全核查表》，分别在麻醉开始前、手术开始前、手术患者离开手术房间前进行安全核查，所以医生、护士会反复问您的名字。

进入手术室后，您会发现手术室的床比家里的床小太多了，那是因为手术床的小尺寸有利于手术医生更“贴近”您，能近距离进行手术操作、观察手术创面。进入手术室后，您只需要躺在手术床上，护士会安排好一切的。

手术室一年四季都是恒温的，温度控制在22～24℃，进入手术室后，手术室护士会给您盖上棉被，或使用暖风机、恒温毯等，确保您感到温暖。术中也会随时监测您的体温，及时为您增加保暖物品。

麻醉实施前会在您的手部打一根留置针，通过这个静脉通路输注麻醉药物，慢慢地您就会入睡。等您“睡着”后麻醉医生再行气管插管操作。手术结束后，麻醉医生会让您慢慢苏醒并在耳边呼唤您的名字，此时您需要听从麻醉医生的指示慢慢深呼吸，并配合拔除气管插管。

做完手术在住院期间需要注意什么

麻醉完全苏醒后可以喝一点水,术后根据医嘱进食,先从流质食物开始,如米汤、果汁等,暂时避免吃容易胀气的食物,如牛奶,豆浆等。在医生护士的指导下逐步进食半流质食物,如稀饭、面条、小馄饨等。

手术刀口疼痛会导致失眠、焦虑、心率加快、血压升高、胃肠蠕动减弱、肌肉萎缩、关节僵硬等不良影响,如出现以上情况您应及时告知医护人员,在医生护士的帮助下,正确使用镇痛药物,促进机体恢复。

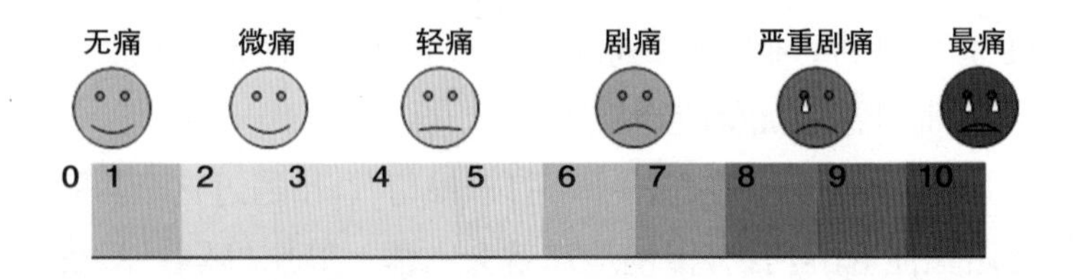

清晰地表达疼痛才能有效地控制疼痛,当您觉得疼痛≥4分时,应及时主动告知医护人员。

温馨提示

若您使用镇痛泵，请遵医嘱操作使用，以缓解疼痛，切勿自行操作。操作失误或一次性使用过多镇痛药物不但不利于治疗，还可能造成严重并发症。

“生命在于运动”，术后早期活动有利于促进肠道功能恢复、伤口愈合，预防坠积性肺炎及深静脉血栓形成。早期活动从返回病房的那一刻就开始了，护士会指导您在床上翻身，在病情许可的情况下至少每2小时翻身一次并做肢体屈伸。早期活动并不代表持续活动，应循序渐进、劳逸结合，逐渐增加活动范围、活动量和活动时间。

温馨提示

为防范早期活动时的安全风险，在活动时注意“三部曲”，即平躺30秒，坐起30秒，站立30秒，然后再行走。

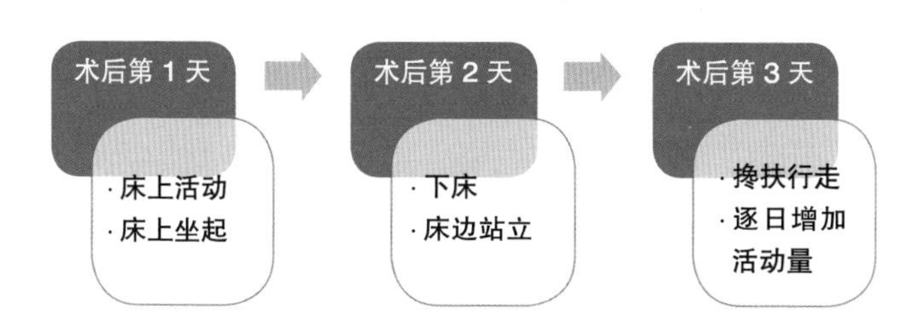

全身麻醉需要进行气管插管，而气管插管时易引起咽喉部软组织水肿，呼吸道可能因此受到不同程度的刺激，从而导致术后咳嗽、咳痰。对于轻度咳嗽、咳痰者，有效的咳痰法如下。

1. 患者取坐位或半坐卧位，屈膝，上身前倾。

2. 缓慢深呼吸数次，屏气 3 秒，然后张口连咳 3 声，腹肌用力腹壁内缩，咳嗽时手按压在切口两侧，减轻咳嗽引起的伤口疼痛。

3. 重复以上动作，连续做 2 ～ 3 次后，休息和正常呼吸几分钟后再重复开始。

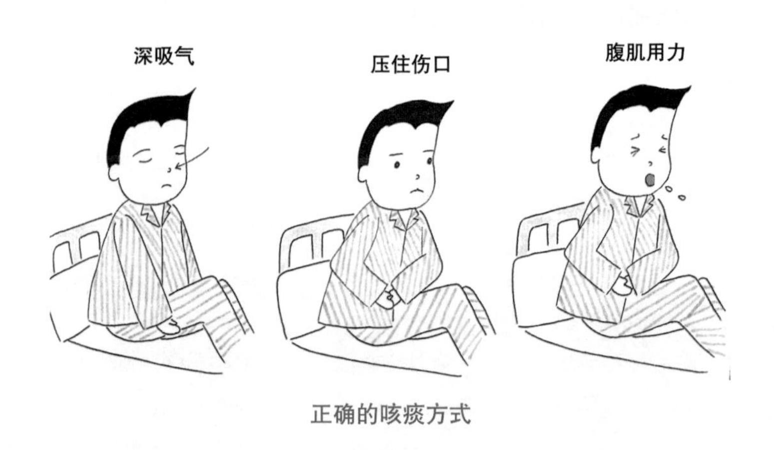

正确的咳痰方式

如果您痰多不易咳出，可采用拍背排痰法：术后 24 小时内，每 1 ～ 2 小时翻身叩背、咳嗽，顺序由外向内、由下向上。

如果手术中放置了引流管，无论您是躺是坐还是站，都要保持引流管的通畅，不要让引流管折、压、脱落。医生护士会进行床边评估，确认可拔除时才能拔除相应管路。

术后恢复达到以下标准，方可出院回家：①生活基本自理，能经口进食；②疼痛缓解或口服止痛药能良好控制；③切口愈合良好无感染（不必等待拆线）；④引流管通畅，引流量较少。

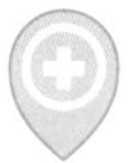

出院啦！回家休养该注意什么

1. 保持心情舒畅，通过适当的体育锻炼增强机体抵抗力，避免感冒。

2. 术后 2 ～ 3 个月内仍应坚持低脂饮食，2 个月后则应适当增加脂肪类食物的摄入，但不宜过多，由少量开始逐步过渡到正常饮食，切勿暴饮暴食，忌刺激性食物。

3. 若出现腹泻（每天 2 ～ 3 次），可采集稀糊状大便进行化验，如无红细胞和白细胞则为正常大便，可能是脂肪类食物不能很好吸收导致的。

4. 若出现高热或伤口红肿疼痛,需要及时就诊。

5. 伤口拆线后需要等到伤口痊愈方可淋浴。擦浴时,要避免伤口沾水。

6. 按时服药,注意定期随访。

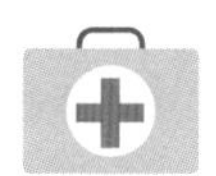

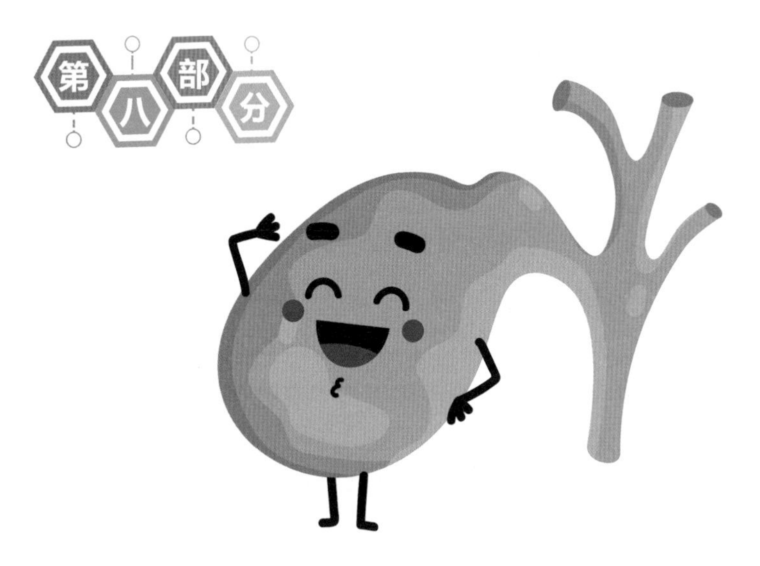

胆囊切除的手术方式及选择

胆囊切除的手术方式主要分为传统的开放（开腹）手术和腹腔镜下胆囊切除手术，这两种手术方法有各自的优缺点。不是所有的胆囊疾病都可以采用腹腔镜完成，针对不同的胆囊疾病该如何选择手术方式呢？

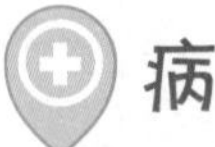

病案故事：糟了，要切胆囊

患者，女，28 岁，体检发现胆囊结石 3 年余，偶有右上腹隐痛不适，进食油腻食物后症状加重并反复发作。近期腹痛发作频繁，严重影响生活，因而就诊。医生对患者病情综合评估后建议行胆囊切除术，患者听后神色紧张，向医生连提几问：“是不是采用微创的方法切除胆囊？会不会开刀？会不会留下很大的瘢痕？”医生为患者解答了胆囊切除的手术方式及选择。

胆囊切除术包括腹腔镜胆囊切除术和开腹胆囊切除术两种手术方式，医生会根据患者术前病情及术中情况选择合适的切除方式。

什么是腹腔镜胆囊切除术

腹腔镜胆囊切除术手术过程　麻醉后首先用气腹针（一种特制导管）插进腹膜腔，注入二氧化碳，使腹部膨胀，然后在腹部切开 3 ～ 4 个，0.5 ～ 1.5 厘米的小洞，使用腹腔镜手术器械解剖胆囊三角区结构，夹闭并离断胆囊管、胆囊动脉，最后游离、切除取出病变胆囊。

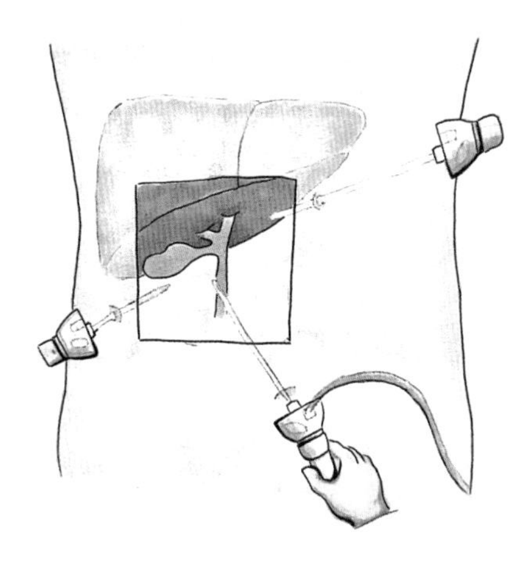

腹腔镜胆囊切除术

腹腔镜胆囊切除术的优势 腹腔镜胆囊切除术已被广泛应用，具有创伤小、住院时间短、疼痛较轻、恢复快、瘢痕小等优势，是目前良性胆囊疾病切除的金标准。

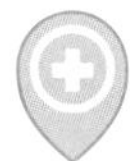 什么是开腹胆囊切除术

开腹胆囊切除术，大多在右侧肋缘下开一斜切口，长约10 厘米，逐步切开皮肤、皮下组织等结构，医生手持器械直接进入腹腔，游离及切除胆囊。

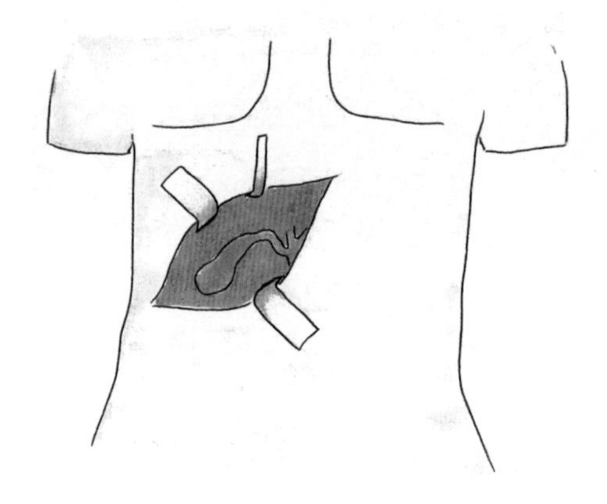

开腹胆囊切除术

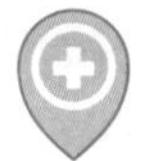 患“病”的胆囊选择哪种方式切除

患“病”的胆囊行胆囊切除术的疗效是肯定的，能够根除因病变的胆囊引起的各种并发症。目前腹腔镜胆囊切除术是治疗胆囊良性疾病的金标准，几乎所有的胆囊良性疾病均可通过腹腔镜切除胆囊。对于病情复杂的患者，往往难以实施腹腔镜手术，强行实施腹腔镜手术会增加手术的难度和风险。当存在以下情况时，可以选择开腹胆囊切除术。

1. 不能耐受气腹者。

2. 有严重的肝硬化合并门脉高压症者。

3. 胆囊恶性肿瘤患者。

4. 既往有上腹部手术史，腹腔重度粘连者。

5. 个别重症急性胆囊炎患者需要手术治疗，腹腔镜切除存在较高风险者。

专家有话说

腹腔镜胆囊切除术是目前胆囊良性疾病手术治疗的金标准，但不是所有的胆囊切除术都能通过腹腔镜完成，医生要根据患者的病情决定手术方式，必要时还是要行开腹手术。

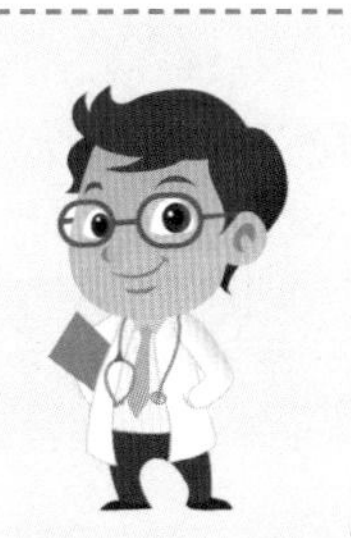

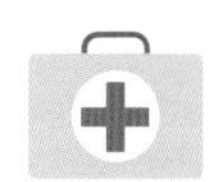

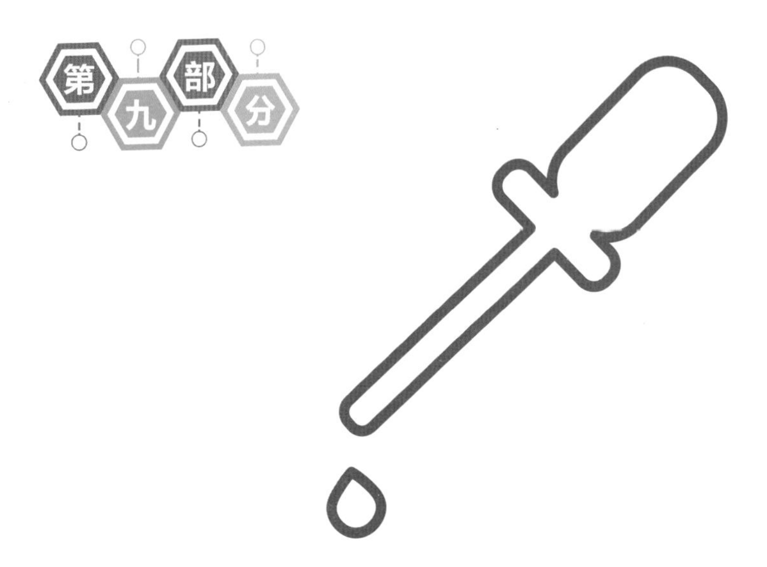

为什么不能保胆取石

随着医学和科学技术的发展，目前国内外的肝胆外科专家逐渐形成共识：对于生病的胆囊，采取保胆手术具有较大的潜在危害。为什么不能选择保胆手术，又具有哪些危害呢？

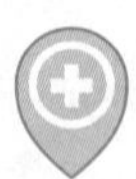

不想切除胆囊，可以保胆吗

目前在我国有极少数医院和医生开展“保胆手术”，指术者切开胆囊在直视下或借助胆道镜清除胆囊结石或息肉并保留胆囊器官的手术过程，也就是“保胆取石术”和“保胆取息肉术”，甚至对胆囊腺肌瘤施行“胆囊部分切除术”，这是极不规范也是不科学的。

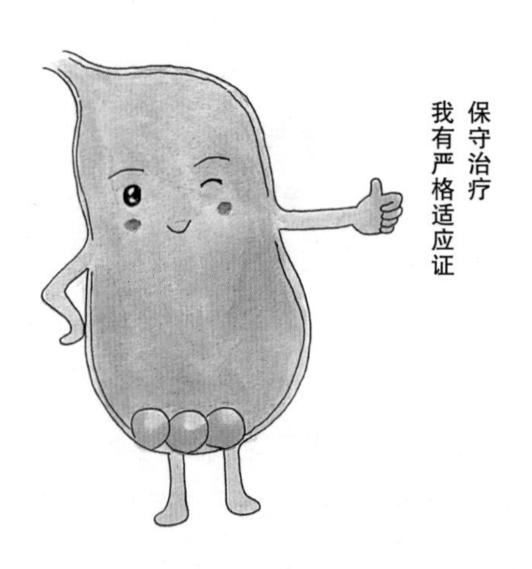

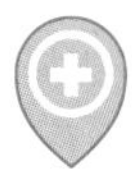

为什么不可以保胆取石

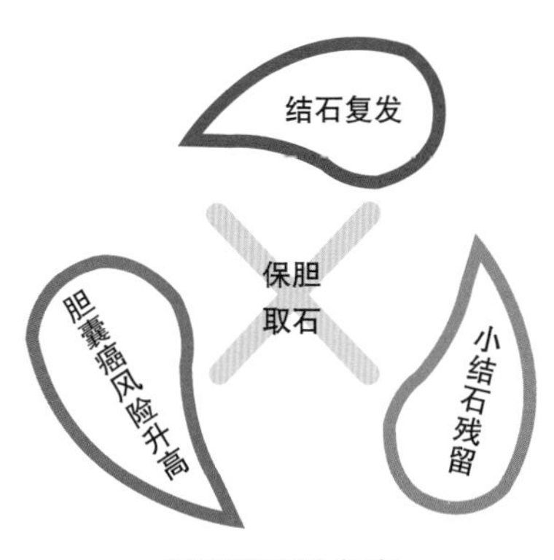

保胆取石的危害

术后复发率较高

保胆取石术没有消除胆囊结石形成的因素和场所，且术后结石复发率高。在没有解决结石成因的情况下保留了胆囊，术后必然面临较高的结石复发风险。目前还没有能够预防胆囊结石复发的手段，而结石一旦复发，往往需要再次手术，给广大患者带来额外的创伤，加重经济和心理负担。

小结石残留带来更大风险

对于胆囊内有较多小结石的患者，保胆取石可能会存在结石残留。结石残留意味着保胆取石手术的失败，需要再次接受手术以解决问题。而且残留的小结石可能进入胆总管，发生结石嵌顿和阻塞，继发胆源性胰腺炎，临床上表现为剧烈的腹痛、寒战、高热及黄疸，严重者还会出现休克、意识障碍，甚至危及生命！

增加罹患胆囊癌的风险

部分患者保留了胆囊，但临床症状不能完全消失。因病变的胆囊未完整切除，胆囊由炎症转变为癌的途径和癌变的危险因素仍然存在，因此保胆取石术后的胆囊仍具有潜在的癌变风险。临床上也普遍存在保胆取石术后胆囊发生癌变的病例。

专家有话说

整体来说保胆取石、保胆切除息肉等手术具有较大的潜在风险，因此千万不要因小失大，为保胆囊而给生命健康带来更多风险！

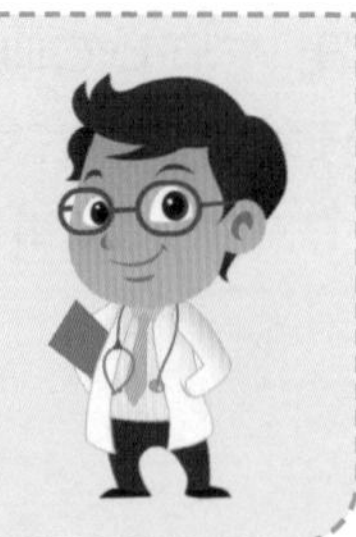

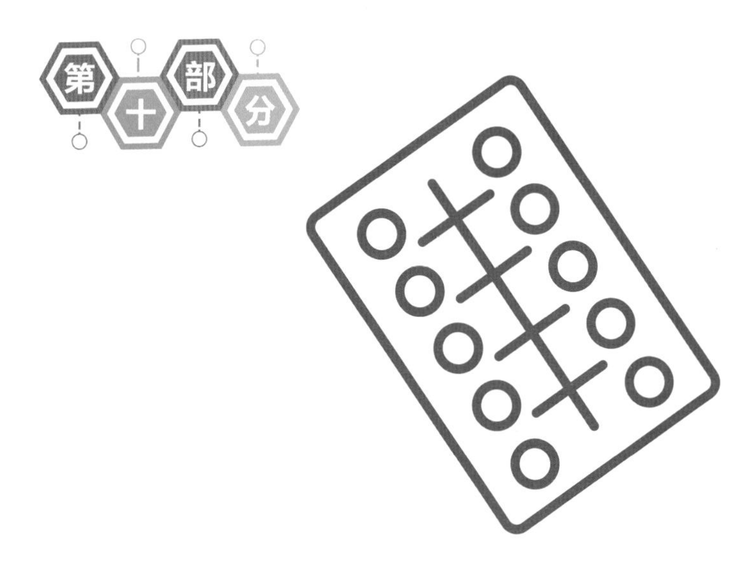

胆囊病了看中医行吗

作为我国传承千年的经典医学，中医对我国乃至世界具有深远影响。那么中医是怎么治疗胆囊疾病的，又有哪些优势呢？对于胆囊疾病，如何科学地选择中医和西医两种治疗方式呢？

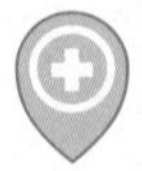

中医怎样治病

中医从整体出发认识疾病和治疗疾病，治疗的重点在于“扶正”，即调整人体在疾病过程中的失衡，努力恢复人体的“阴平阳秘”状态。

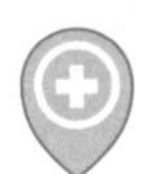

中医是怎样看待胆囊疾病的

中医对胆囊疾病的认识已经有两千多年的历史，它将西医中的胆囊称作“胆”，位于肝下，“胆”正常发挥作用与肝密切相关，正所谓“肝胆相照”。中医认为胆囊疾病发生的主要原因是肝胆疏泄失常，导致气血瘀滞，同时可能伤及肝脾等其他脏器，进而出现湿热、气滞、血瘀而致虚实夹杂或虚证。

治疗胆囊疾病以疏泄肝胆为原则，根据病情的缓急采用不同的治疗原则：病情较缓时，以根除病因为主；病势急时，以解决急性症状为主。

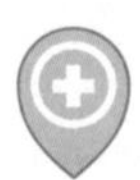

中医能用来治胆囊疾病吗

中医与西医都以恢复患者健康状况为目标，两者可以互相取长补短，共同治疗胆囊疾病。但针对中医以全身调理为主、西医针对性强的特点，在治疗不同胆囊疾病时，中西

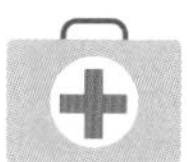

医各自所起的作用并不相同。

当您的胆囊疾病有手术指征(即有必要手术)时,建议尽量手术治疗;如仅有功能失调,可选择中医治疗。比如,对于胆囊结石,没有达到手术切除标准,但胆囊炎症状明显时,可以采用中医治疗为主,采用药物、针灸等方法,调理机体功能状态,未病先防,防治病情进展,促进疾病康复。而已达到手术指征,或患者应用中药治疗效果不好时,建议手术治疗。对于胆囊癌患者,推荐根据疾病分期进行手术治疗,但术前或术后可采用中医辅助调理。

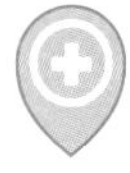

中医怎样治疗胆囊疾病

胆囊疾病常见的有胆囊炎、胆囊结石、胆囊息肉、胆囊癌等,在中医中常见的症状有胁肋疼痛、腹胀腹痛、口苦口黏、食欲不振、恶心呕吐、身黄目黄小便黄、皮肤瘙痒、寒热往来、大便秘结或溏薄等。中医治疗疾病的方法包括汤药、针灸、推拿、外敷、食疗等。中医治疗时并不拘泥于病名,而是根据症状表现从而决定治疗原则、处方用药或采用针灸、外敷等方法治疗。中医药物胆宁片等以疏泄肝胆为原则,对于肝郁气滞型慢性胆囊炎、胆囊结石具有利胆、消炎、防石作用。中医针灸阳陵泉穴、胆俞穴、日月穴、期门穴、肝俞穴、太冲穴等具有疏肝利胆的作用。

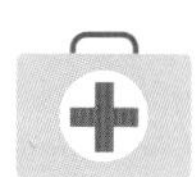

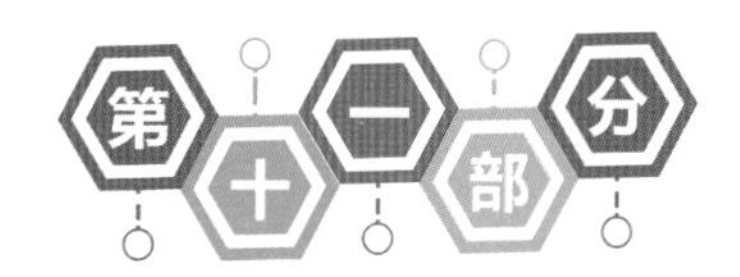

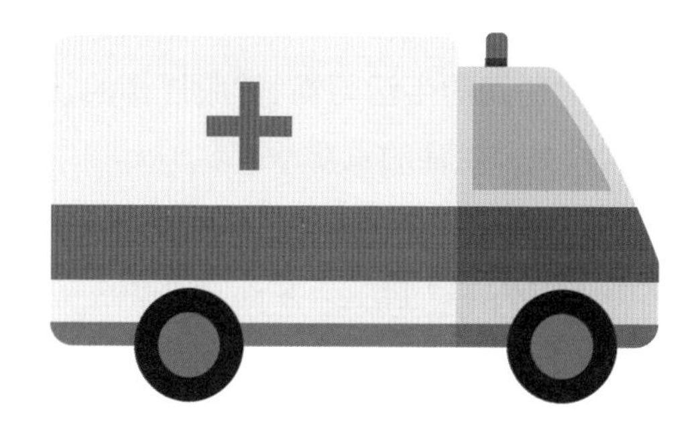

面对胆囊疾病，生活上需要注意什么

“病从口入”，大多数的胆囊疾病都与饮食和生活习惯有关。种类繁多的食物以及各种各样的生活习惯对胆囊疾病的形成和发展有着重要影响。那么，它们是怎么引起胆囊疾病的？得了胆囊疾病，在饮食和生活上又需要注意些什么呢？

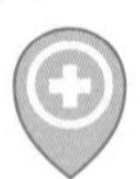

与饮食密切相关的胆囊疾病

在胆囊疾病的发生、发展中，绝大多数的疾病与胆囊结石密切相关，不健康的饮食结构及习惯是引起胆囊结石的重要原因。因此良好的生活习惯、健康规律的饮食是预防胆囊结石及其相关并发症的重要举措。

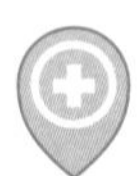

如何预防胆囊结石

重视早餐、健康饮食

当前很多年轻人因为工作繁忙、减肥等原因常常不吃早餐，而从晚饭后到第二天早晨胆囊内储存了大量的浓缩胆汁。若不吃早餐，胆囊缺乏有效刺激和收缩，胆囊内高浓度的胆汁将继续浓缩，长此以往，含较多过饱和脂肪酸的胆汁将在胆囊内沉淀、结晶，进而形成结石。另外，不健康的饮食习惯、不规律的三餐饮食会造成我们的消化系统功能紊乱、胆固醇代谢障碍，使胆囊结石形成或胆囊炎急性发作。因此，预防胆囊结石形成需要从重视早餐、健康饮食开始。

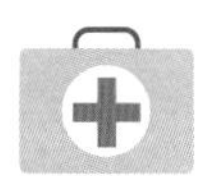

忌高胆固醇饮食

胆汁中 97% 的成分是水，其余部分主要有胆固醇、胆汁酸、胆盐、磷脂和胆红素等，其中胆固醇不溶于水但溶于胆汁，这主要是因为胆汁中的胆盐和磷脂将胆固醇包裹于其中使其溶解。当胆盐、磷脂及胆固醇在一定比例范围内时，胆固醇能够很好地溶于胆汁，一旦胆固醇过多引起胆固醇溶解失调时，胆固醇将沉淀、结晶，形成结石。因此减少、限制动物内脏、海鲜、蛋黄、鱼籽等高胆固醇食物的摄入是预防胆囊结石的关键一步。

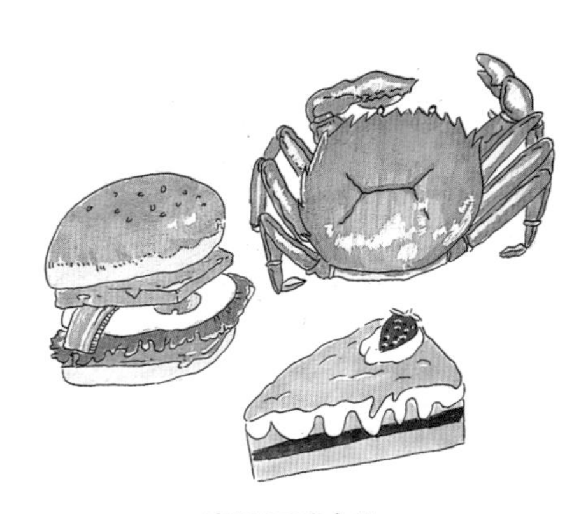

高胆固醇食物

忌吸烟

据研究统计显示，吸烟者比不吸烟者更易患胆囊结石，这可能与烟草中含有的某些化学物质使胆囊、胆管运动功能紊乱有关。胆囊结石的形成与吸烟量相关，随着您每日吸烟量的增加，胆囊结石患病率会不断上升，尤其当每日吸烟超过 20 支时，与不抽烟者相比您更容易患上胆囊结石。

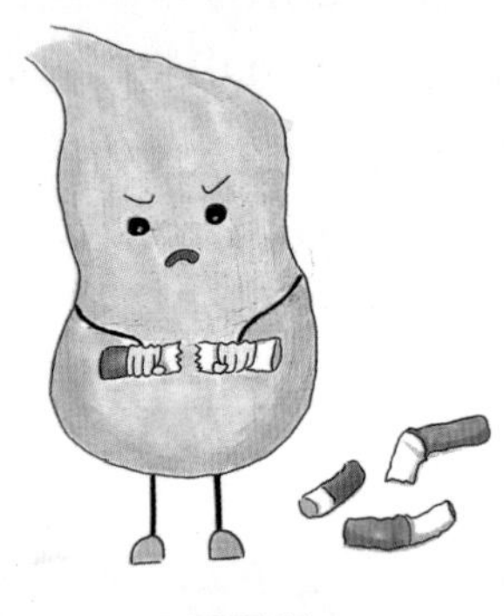

忌吸烟

忌酗酒

大量饮酒不但不会降低胆囊结石的形成风险，反而容易导致脂肪肝及肝硬化，使胆囊结石的发病率增高。有研究认为，中国居民每天酒精摄入大于 40 克会促进胆结石的形成，并

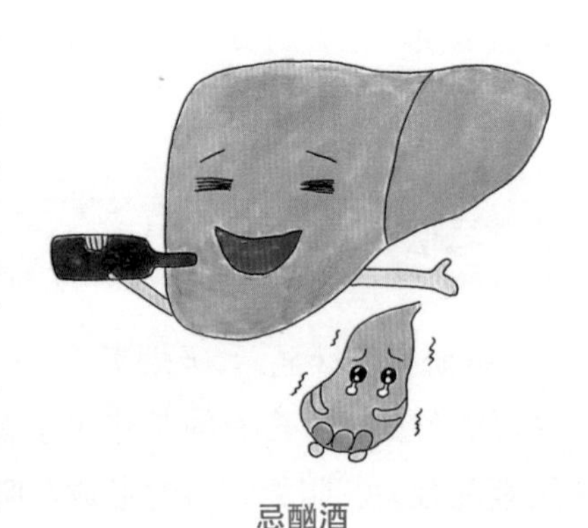

忌酗酒

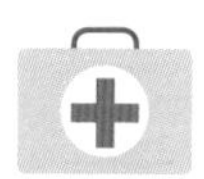

且根据世界卫生组织（World Health Organization，WHO）发布的《2018 年酒精与健康全球状况报告》，饮酒并无安全阈值可言，脂肪性肝病、肝癌等都与饮酒都有着直接的因果关系，因此您需要限制酒精的摄入。

忌浓茶

茶多酚是茶叶的有效成分之一，它可以有效地促进和改善消化功能，通过调节血脂等途径干预胆囊结石的形成。但与此相反，大剂量的茶多酚易导致胆囊排泄障碍、胆道痉挛，从而导致胆绞痛，因此饮茶需要浓度适宜切忌饮用浓茶。

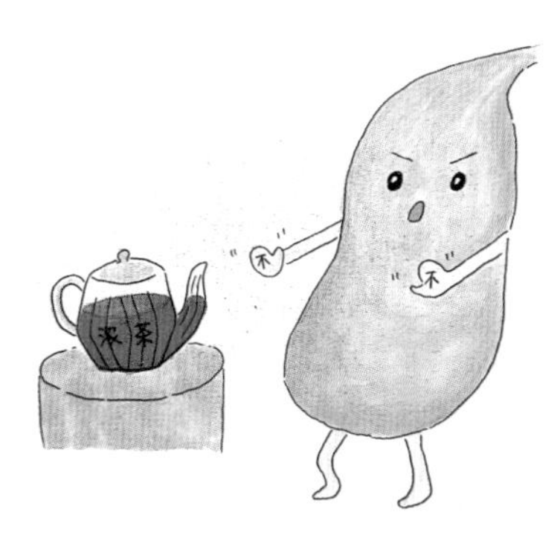

忌浓茶

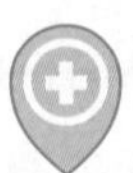

胆囊切除术后怎么吃

术后早期饮食

胆囊切除术后 1 ～ 2 天应该进食清淡易消化的流质食物，并慢慢向半流质及普通食物转变，禁忌进食高脂肪、高胆固醇、刺激辛辣的食物以减少消化道不适症状。当出现消化不良症状时，可以少吃多餐以适应胆囊切除术后的生理改变。

恢复正常饮食

当因胆囊切除带来的消化不良及腹部不适症状缓解后，可以慢慢恢复正常饮食。正常饮食并非大碗喝酒、大口吃肉，我们依然需要严格制订饮食方案。

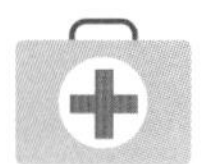

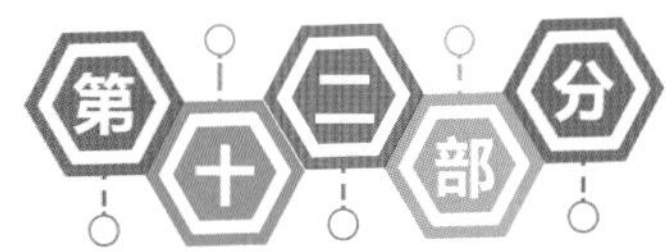

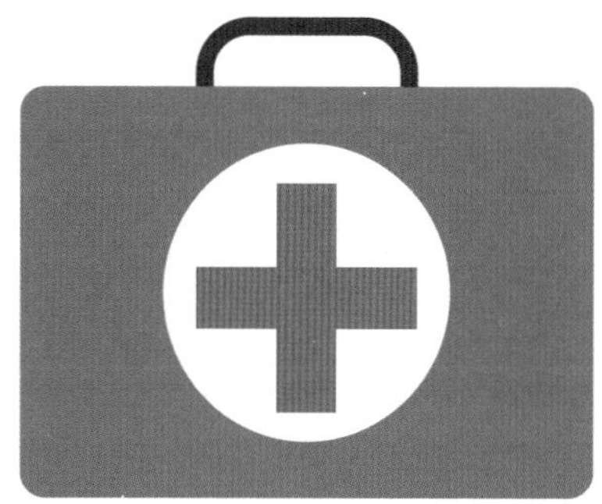

预防疾病很重要

健康重在观念，疾病重在预防。胆囊疾病若没有及时发现和治疗，一旦发生癌变，总体治疗效果较差。因此，时刻关注自身健康，早预防、早发现、早治疗是降低胆囊疾病发病率最有效的措施。预防胆囊疾病，我们要怎么做呢？

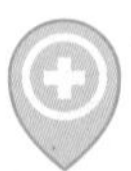

预防胆囊疾病具有重大意义

健康的饮食、良好的生活方式、积极的体育锻炼、定期全面的体检对包括胆囊结石、胆囊息肉在内的各种胆囊疾病都有一定的预防及早发现的作用。胆囊疾病的发生除了性别、年龄、遗传等不可控的因素外，其他如肥胖症、低纤维和高脂肪饮食结构、糖尿病、高脂血症、习惯久坐、缺乏运动等高危因素均可以通过调整饮食结构、增加运动量等进行预防或干预。胆囊一旦发生癌变，总体治疗效果较差，因此预防胆囊疾病的发生、降低胆囊癌的发病率是当下最具有现实意义的疾病防控措施。

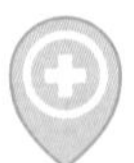

规律饮食很重要

三餐定时，早餐必食。
晚餐减量，少油少脂。
多食蔬果，补充纤维。
充分补水，适量为宜。

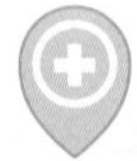

减肥应循序渐进

体重丢失（大于 1.5 公斤 / 周）过快是胆囊疾病，特别是胆囊结石发生的高危因素。如果您正在减肥，建议量力而行、循序渐进，不要不吃不喝，建议每周减重 0.5 ～ 1.0 公斤为宜。

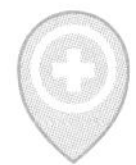

保持健康的体重

肥胖会增加胆囊结石的风险，而胆囊结石则可能会引起胆囊炎、胆囊癌等严重疾病。因此，建议健康饮食、持续运动，保持体重在健康范围内。保持身心健康、适当运动有助于增加机体免疫力，也是减少各类疾病发生的有效方法。

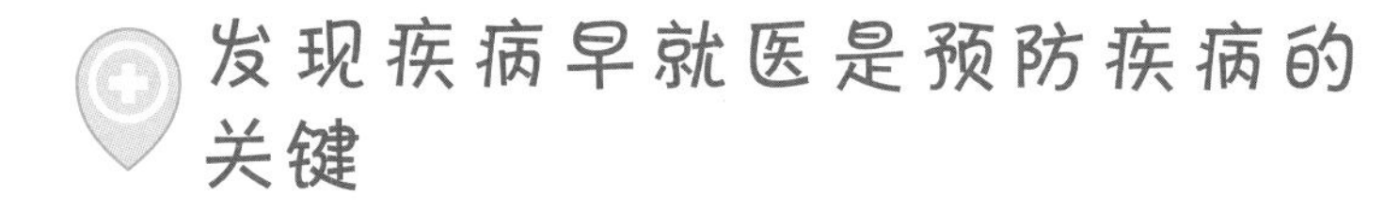

发现疾病早就医是预防疾病的关键

尽早就医并治愈胆囊结石、胆囊炎、胆囊息肉可以预防胆囊炎急性发作、胆囊穿孔、胆囊癌等严重的胆囊相关疾病。对于患“病”的胆囊应及时就诊、规范化治疗甚至切除胆囊，有助于阻断胆囊发生“炎 - 癌转化”，防患于未然。

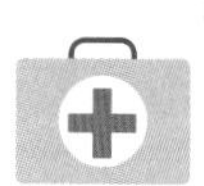

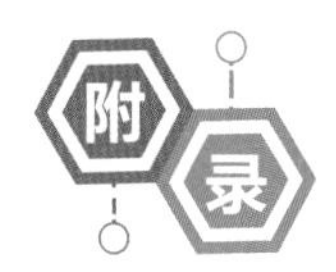

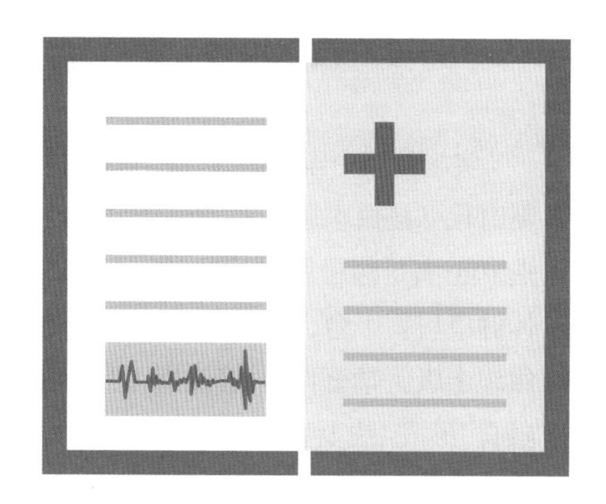

诊疗信息

收录全国范围内知名医院、科室及专家的信息，方便患者有选择地在当地就近就医。

白求恩公益基金会
医学出版专家委员会

实施健康中国战略，响应“健康中国行动”号召，在新时代弘扬白求恩精神，为大众普及医学健康知识，打造真正满足医患需求，可持续、可复制、可推广的全媒体健康科普平台，以医学科普融媒体立体传播为抓手，组织出版医学著作、科普读物，把新媒体和传统纸媒相融合，形成“线上音视频 + 线下丛书 + 立体传播”的模式，为医者交流学术、为百姓科普健康。让医院成为健康科普主阵地；让医生成为健康科普主力军；让主流媒体发出主流声音！

想了解更多科普知识
请关注“白求恩健康频道”